Fugen Neziroglu,
Jerome Bubrick, Jose A. Yaryura-Tobias
Raus aus dem Chaos!

Fugen Neziroglu, Jerome Bubrick,
Jose A. Yaryura-Tobias

Raus aus dem Chaos!

Das Messie-Syndrom

Aus dem Amerikanischen
von Angelika Beck

Patmos

Inhalt

Vorwort

»Ein Platz für mein Zeug« – heißt ein berühmter Monolog des Komikers George Carlin, der darin höchst witzig und unterhaltsam beschreibt, wie wir unser Selbstwertgefühl unmittelbar von der Menge oder der Qualität unseres materiellen Besitzes ableiten. Außerdem gibt er zu bedenken, dass diese Fixierung möglicherweise zu einer Situation führen könnte, in welcher der einzige Sinn unseres Lebens nur noch darin besteht, Dinge zu erwerben, unterzubringen und aufzubewahren.

Auch bei zwanghaftem Horten geht es um das Anhäufen von »Kram«. Doch es verbirgt sich dahinter kein Streben nach Status, Macht und Ansehen, sondern eine sehr ernste Verhaltensstörung. Die Krankenhauspsychologen Fugen Neziroglu und Jerome Bubrick und der Psychiater Jose Yaryura-Tobias halten sich nicht allzu lange mit der noch zu lösenden Frage auf, ob zwanghaftes Horten das Symptom einer manisch-zwanghaften Störung oder eine Verhaltensstörung eigener Art ist. Sie werfen die Frage lediglich auf, legen Beweismaterial dar, erörtern auf Forschungen gestützte Theorien und gehen dann die eigentlich wichtige Aufgabe an, die darin besteht, den Leser zur Selbsthilfe anzuleiten.

Die Autoren dieses Buchs sind anerkannte Experten in Sachen zwanghafter Verhaltensstörungen, und ihr Wissen ist auf Schritt und Tritt mit Händen zu greifen. Dr. Neziroglu und Dr. Yaryura-Tobias haben etliche Bücher und Hunderte von Aufsätzen über zwanghafte Verhaltensstörungen verfasst und Tausende von Patienten behandelt. Alle drei Autoren wissen, was hilft, und nutzen ihre enormen Kenntnisse und Erfahrungen, um den Leser erfolgreich durch den Behandlungsprozess zu führen.

Raus aus dem Chaos! Das Messie-Syndrom ist einzigartig in seinem Ansatz und dabei ebenso packend geschrieben wie informativ und interaktiv. Es gleicht einem Seminar, in dem der Professor nicht nur vorträgt, sondern seine Studenten dadurch zur Erkenntnis bringt, dass er die richtigen Fragen stellt. Die drei Autoren dieses Buchs wissen genau, welche Fragen sie stellen müssen, und machen somit ein schwieriges Problem überwindbar.

Die erste wichtige Frage lautet: Sind Sie ein Messie? Dies ist keine rhetorische Frage. Die Autoren erwarten vom Leser, dass er sie beantwortet, indem er eine Selbsteinschätzung vollzieht und eine Übung durchführt, die das Horten vom Sammeln unterscheidet. Der folgende Text enthält alle Informationen, die der Leser benötigt, um die verschiedenen Arten hortenden Verhaltens zu verstehen. Die Autoren legen Fragebögen und Übungen vor, die bestimmte Symptome hortenden Verhaltens aufzeigen sollen.

Diese Übungen, die strategisch im Text verteilt sind, beziehen den Leser mit ein. Er kommt nicht durch das 1. Kapitel, ohne sich darüber klar zu werden, ob er ein Messie oder ein Sammler ist. Die interaktive Miteinbeziehung des Lesers setzt sich in den weiteren Kapiteln fort, sodass Sie am Ende des Buches bereits auf dem Weg der Heilung sind.

Folglich ist dieses Buch weit mehr als ein Text über zwanghaftes Horten, sondern im Grunde ein Therapieprogramm. Wenn Sie mit den Autoren zusammenarbeiten, werden Sie bereits während des Lesens damit beginnen, Ihre Probleme mit dem Horten unter Kontrolle zu bringen.

Patricia B. Perkins, JD
Executive Director, Obsessive Compulsive Foundation

Gebrauchsanleitung für dieses Buch

Dieses Buch soll Ihnen helfen, das Messie-Syndrom oder zwanghaftes Horten zu verstehen. Wir raten Ihnen, es zuerst einmal von der ersten bis zur letzten Seite zu überfliegen. Das verschafft Ihnen einen Überblick über das Messie-Syndrom. Dann sollten Sie es Kapitel für Kapitel aufmerksam lesen, auch wenn Ihnen einige Kapitel nützlicher vorkommen als andere.

Wir empfehlen Ihnen außerdem, beim Lesen ein Notizbuch und einen Bleistift griffbereit zu haben, denn wir werden Sie bitten, Ihre Gedanken und Gefühle aufzuschreiben und Fragebögen auszufüllen. Vielleicht möchten Sie das Buch zusammen mit einem Angehörigen oder einem Freund lesen, falls Sie sich mit deren Unterstützung wohler fühlen.

Um zwanghaftes Horten zu überwinden, müssen Sie über alle Merkmale dieses Verhaltens Bescheid wissen. Im 1. Kapitel werden wir uns mit den biologischen und soziologischen Aspekten des Messie-Syndroms beschäftigen und überdies eine der am häufigsten gestellten Fragen bezüglich zwanghaften Hortens erörtern: Worin besteht der Unterschied zwischen Sammlern und Messies? Das 2. Kapitel fragt nach den Gründen, warum Menschen horten: Angst, Sentimentalität, Unentschlossenheit und so weiter. Im 3. Kapitel betrachten wir die schädlichen Auswirkungen des Messie-Syndroms auf Familien und befassen uns mit den juristischen Problemen, die sich in diesem Zusammenhang manchmal ergeben. Das 4. Kapitel stellt therapeutische Optionen vor, wie etwa die Kognitive Verhaltenstherapie und medikamentöse Behandlung. Außerdem werden wir an dieser Stelle Motivationsprobleme hinsichtlich der Behandlung erörtern. Deshalb werden wir im 5. Kapitel noch einmal auf die Kognitive Therapie eingehen und uns mit der Frage befassen, wie man deren Strategien anwendet. Im 6. und 7. Kapitel werden wir die für unseren Therapieplan relevanten Verhaltenskomponenten besprechen und Ihnen spezielle Techniken vermitteln, die Sie in die Lage versetzen, sich von Ihrem überflüssigen Kram zu befreien und Ihr Zuhause wieder bewohnbar zu machen. Im 8. Kapitel werden wir Ihnen Tipps und Ratschläge geben, wie Sie die erzielten Erfolge bewahren und Rückfällen vorbeugen können.

Fassen Sie Mut, obwohl die Ihnen bevorstehende Aufgabe überwältigend zu sein scheint. Viele Menschen haben bereits ihr zwanghaftes Horten überwunden, und Sie schaffen es auch. Wir hoffen, Sie sind so richtig begeistert von dem Gedanken, sich von Ihrem Messie-Syndrom befreien zu können

Einleitung

Trotz der Erkenntnisse, die während der letzten beiden Jahrzehnte über zwanghafte Verhaltensstörungen (Obsessive Compulsive Disorder, OCD) erzielt wurden, ist eine Variante derselben noch immer weitgehend unerforscht geblieben. Kurz gesagt handelt es sich bei zwanghaftem Horten, einem interessanten und oft verkannten Phänomen, um das Erwerben und Aufbewahren von Besitzgegenständen, die objektiv wenig, überhaupt keinen oder nur einen eingebildeten Wert haben und von denen sich die hortende Person nur unter großen Schwierigkeiten trennen kann.

Das Messie-Syndrom

Obwohl sich unser Wissen über zwanghaft hortendes Verhalten täglich mehrt (das soll kein Wortspiel sein), versuchen wir, die schädlichen Auswirkungen immer besser zu verstehen, die es auf seine Opfer und deren Familien hat. In der gängigen Fachliteratur gibt es einige Hinweise, dass Horten das Symptom einer Zwangsstörung ist. Dem stimmen wir teilweise zu, werden aber an anderer Stelle in diesem Buch auch zu bedenken geben, dass nicht alle Menschen, die zwanghaft horten, sonstige Symptome einer Zwangsstörung aufweisen.

Zwanghaft hortende Personen nennt man Messies, nach dem englischen Wort »mess« = Durcheinander, Unordnung, Schweinerei. Wie andere Menschen auch, erwirbt ein Messie Dinge für den eigenen Gebrauch, lässt es aber dabei nicht bewenden, sondern häuft mit der Zeit immer mehr Objekte an, deren Anzahl ihm schließlich über den Kopf wächst, bis er im Chaos lebt und sich sein Besitz überall in seinem Haus oder seiner Wohnung stapelt, wo dann die totale Unordnung herrscht.

Irgendwann kommt jeder Messie an einen Punkt, wo er beschließt, alles wegzuwerfen und von vorn anzufangen, hat aber größte Mühe, diesen Entschluss durchzuhalten. Angesichts des ganzen Durcheinanders verliert er den Mut, sodass er überhaupt nicht weiß, wo er anfangen soll, oder er ist frustriert und verzweifelt, nachdem er es eine Weile versucht hat und keinen sichtbaren Fortschritt erkennt. Die Folge ist eine Spirale nach unten, die in Frustration, Depression und Hoffnungslosigkeit endet.

Nach Aussagen von Karno und Kollegen (1988) leiden 2,5 Prozent aller Amerikaner an Zwangsstörungen. Das sind annährend sieben Millionen Menschen oder grob geschätzt einer von vierzig Erwachsenen. Eines von zweihundert Kindern, gleich welchen Geschlechts oder welcher ethnischen Herkunft, leidet unter Zwangsstörungen (Flament u. a. 1988). So weisen zum Beispiel in einer typischen Grund- oder Mittelschule mit tausend Schülern und einhundertfünfzig Lehrern samt Verwaltungspersonal etwa neun Personen Symptome einer Zwangsstörung auf.

Sehr viel schwieriger war es, die Anzahl der an zwanghaftem Horten Leidenden zu bestimmen. Die Forscher Frost und Steketee (1998) weisen darauf hin, dass bei einem Viertel bis zu einem Drittel der von Zwangsstörungen betroffenen Personen Messie-Symptome zu konstatieren sind. In Deutschland geht man von 3 Millionen Betroffenen aus. Die vorliegenden Schätzungen bewegen sich am unteren Rand, da Messies entweder keine Therapie aufsuchen, sich zu sehr schämen oder es ihnen peinlich ist, dem Therapeuten gegenüber ihr zwanghaft hortendes Verhalten zu erwähnen. Falls sie es tun und an Therapeuten geraten, die keine Erfahrung mit dieser Verhaltensstörung haben, brechen sie meist die Behandlung ab und verlieren den Mut.

Typische Symptome

Nehmen wir nun die Symptome zwanghaften Hortens genauer unter die Lupe: Wir haben Horten oder Hamstern bereits als Erwerben und Aufbewahren von Dingen beschrieben, die objektiv wenig oder keinen Wert haben und von ihren Besitzern nur mit Mühe weggeworfen werden können. Die folgende Aufstellung zeigt mehrere andere Charakteristika des Hortens. Im weiteren Verlauf werden wir uns mit jedem eingehender beschäftigen.

Werfen Sie einen Blick auf die Liste und überprüfen Sie, ob das eine oder andere Merkmal auf Sie selbst oder jemanden, den Sie kennen, zutrifft. Beachten Sie, dass dies kein Diagnosewerkzeug ist, sondern nur eine Aufzählung von Symptomen, die für zwanghaftes Horten typisch sind.

Wer zwanghaft hortet,

- will nichts wegwerfen
- erlebt Angstzustände, wenn er versucht, Dinge auszurangieren
- dem fällt es schwer, Entschlüsse zu treffen, und er kann sich nicht entscheiden, was er wo und wie lange aufbewahren möchte
- empfindet subjektives Unwohlsein in folgenden Situationen:
    1. Seine Besitztümer wachsen ihm über den Kopf oder er schämt sich ihrer
    2. Er verdächtigt andere, sich an seinen Sachen zu schaffen zu machen
    3. Er ist depressiv
    4. Er hat diffuse Ängste
- denkt zwanghaft über Besitztümer nach und befürchtet unter anderem,
    1. dass ihm etwas ausgehen könnte
    2. dass er es später einmal benötigt
    3. dass er es »für alle Fälle« braucht
- überlegt, den Müll zu durchsuchen, um sicher zu gehen, dass ein bestimmter Artikel nicht zufällig weggeworfen wurde
- dessen Lebensqualität wird wie folgt beeinträchtigt:

1. Er büßt Raum im Haus oder in der Wohnung ein
2. Er isoliert sich von seinem sozialen Umfeld
3. Er riskiert häuslichen Unfrieden oder Ehekonflikte
4. Er gerät in finanzielle Schwierigkeiten
5. Er bringt seine Gesundheit in Gefahr

- bei dem herrscht fürchterliche Unordnung
- dem macht das Sortieren und Ordnen von Gegenständen große Mühe

Haben Sie eines oder mehrere der oben angeführten Symptome an sich festgestellt? Wenn ja, so könnte Ihnen dieses Buch vielleicht helfen. Wie Sie sehen, kann zwanghaftes Horten das Leben von Menschen erheblich beeinträchtigen und jeden Funktionsbereich durcheinanderbringen. Depressionen, Ängste, familiäre Spannungen sowie Scheidungen treten bei Messies und deren Familienmitgliedern häufig auf.

Dieses Buch ist für Personen gedacht, die an zwanghaftem Horten leiden, und für ihre Freunde und Familien, deren Leben davon stark in Mitleidenschaft gezogen wurde. Unser Ziel ist es, Betroffenen zu helfen, ihr Schamgefühl zu überwinden, das sie davon abhält, sich einer Therapie zu unterziehen. Wir möchten ihnen die Hoffnung vermitteln, dass sie ihr Problem bewältigen können.

Leben als Messie – zwei Beispiele

Die Geschichten von Bill und Gloria illustrieren, wie unterschiedlich sich zwanghaftes Horten äußern kann. Legen Sie also das Buch nicht beiseite und lassen Sie sich nicht entmutigen, wenn die folgenden Beispiele nicht mit Ihren eigenen Verhaltensmustern übereinstimmen.

Bill war bis zu seinem Ruhestand Berater bei einer Fluggesellschaft, seit über zwanzig Jahren verheiratet, von seinen Kollegen und Kunden geachtet und geschätzt. Niemand hatte sich je gefragt, warum Bill es stets vorzog, Kunden oder Freunde in Restaurants zu treffen, anstatt sie zu sich zum Abendessen einzuladen. Und es machte sich auch nie jemand Gedanken, warum seine Tochter ständig zu ihren

Freundinnen ging, anstatt mit ihnen bei sich zu Hause zu spielen. Immer gab es eine Ausrede, warum die Jalousien geschlossen waren oder warum die Fenster nie geöffnet wurden.

Widerstrebend begab sich Bill in eine Therapie. Seine Frau hatte ihm angedroht, ihn zu verlassen, wenn er sich wegen seines zwanghaften Hortens nicht behandeln ließe. Er berichtete, dass sein Haus kaum noch bewohnbar sei, er sich jedoch angesichts des dort herrschenden Chaos zu entmutigt fühle, um irgendetwas daran zu ändern. Seine bisherigen Versuche, aufzuräumen und Ordnung zu schaffen, waren kläglich gescheitert, und er geriet in Rage, wenn andere ihm helfen wollten, Dinge wegzuwerfen.

Bill erklärte, wenn man sich genau genug in seinem Wohnzimmer umsehe, entdecke man unter und zwischen den Haufen von Papier, Plastiktüten und Pappkartons, die sich bis auf Augenhöhe türmten, eine Couch, ein S-förmiges Sofa und einen Sessel. Neben der Couch stehe ein Schneegebläse und unter dem Couchtisch liege ein Autoreifen in voller Größe. Die Schreibtischschubladen hatte er bis zum Rand mit Gummibändern, Batterien und Büroklammern vollgestopft, für den Fall, dass er sie irgendwann einmal benötigen sollte.

In der Küche sah es nicht viel anders aus. Der Tisch für sechs Personen diente als Ablage für Papierkram, Plastiktüten und Schachteln. Im Grunde war dies der einzige Ort im ganzen Haus, wo mehrere Personen gleichzeitig sitzen konnten. Gemeinsame Mahlzeiten am Tisch im Speisezimmer waren nicht mehr möglich. Aus Platzgründen konnte sich die Familie auch nicht ins Wohnzimmer zurückziehen und gemeinsam fernsehen.

Bill erläuterte, wie unendlich schwer es ihm falle, irgendetwas wegzuwerfen, das ins Haus kam. Im vergangenen Jahr hatte er es geschafft, fünf seiner fünfzehn Zeitschriftenabonnements zu kündigen, wodurch sich die Anzahl der regelmäßig eintrudelnden Hefte verringerte. Allerdings hatten die verbleibenden zehn abonnierten wöchentlich erscheinenden Magazine, die er seit über sieben Jahren zugeschickt bekam, sowohl den Fußboden als auch die Oberflächen der Schränke mit Beschlag belegt und die Herdfläche funktionslos gemacht. »Gekocht« wurde nun vor allem in der Mikrowelle, wobei man jedoch, um dorthin zu gelangen, erst über alle möglichen Schachteln und Kisten steigen musste.

Bill litt an schwerem Asthma und ahnte nicht, wie sehr sich seine Krankheit durch den Schmutz und den daraus sich entwickelnden Schimmelpilz, der in seinem Haus prächtig gedieh, verschlimmerte. Ehe er sich in Behandlung begab, hatte er seit über vier Jahren in der Wohnung weder Staub gesaugt noch abgestaubt. Die Duschkabine im Badezimmer war jahrelang nicht geputzt worden und infolgedessen von schwarzem Schimmel bedeckt, der sich als sehr gefährlich erwies, da jeder, der duschen wollte, unweigerlich darauf ausrutschte. Im Verlauf der Therapie gingen seine asthmatischen Beschwerden deutlich zurück.

Die vierzigjährige Gloria ist eine allein erziehende Mutter von drei Kindern im Alter von fünf bis fünfzehn Jahren. In Therapie begab sie sich wegen ihrer Angst vor Keimen und Krankheiten, ein klassischer Fall von zwanghafter Verhaltensstörung. Sie hatte in Sonderpädagogik ihren akademischen Abschluss gemacht, konnte aber aufgrund ihrer schweren Symptome nur einige Tage im Monat als Aushilfslehrerin arbeiten.

Wenn Gloria den Korridor zu ihrem Büro entlang ging, streckte sie, wie ein Chirurg auf dem Weg in den OP, die Ellenbogen auf Augenhöhe von sich und drehte die Handflächen nach innen. Bevor sie sich hinsetzte, zog sie eines der antibakteriellen Tücher heraus, die sie stets bei sich trug, und wischte damit sorgfältig den Sitz des Stuhls ab.

Sie behauptete, ihre Hände bis zu fünfzig Mal am Tag zu waschen, oft bis hinauf zu den Ellenbogen. Die panische Angst vor Ansteckung trat zum ersten Mal auf, nachdem sie mit sechsundzwanzig ihre erste Tochter geboren hatte. An frühere Symptome zwanghafter Verhaltensstörung konnte sie sich nicht erinnern. Sie wisse, sagte sie, dass ihre Ängste krank zu werden irrational seien, könne aber dem Waschzwang nicht widerstehen. Am meisten fürchte sie jedoch, dass ihre Kinder von ihrer Bazillenphobie erfahren und mit den gleichen Ängsten und Qualen leben würden.

Gloria neigte außerdem zu zwanghaftem Horten. Seit ihrer Teenagerzeit, berichtete sie, falle es ihr sehr schwer, Dinge wegzuwerfen, insbesondere Druckerzeugnisse wie Zeitungen, Zeitschriften und Postsendungen (einschließlich Werbeprospekten). Ihre Phobie vor Keimen machte das Horten für sie zu einem besonderen Problem.

Wenn sie von der Arbeit oder vom Einkaufen nach Hause kam, ordnete sie die mitgebrachten Dinge nach dem Grad der möglichen Kontamination. Alles, was sie für »schmutzig« oder für von Keimen verseucht hielt, wischte sie mit antibakteriellen Tüchern oder Haushaltspapier ab, ehe sie es guten Gewissens ins Haus nehmen konnte. Sobald der jeweilige Gegenstand dekontaminiert war, wurde er auf einen Haufen gelegt, der immer weiter wuchs. So entstand mit der Zeit ein gigantisches Chaos, das sich vom Wohnzimmer über die Küche bis hinein ins Esszimmer erstreckte.

Diese Unordnung im Haus, die Gloria zwar einigermaßen im Griff zu haben glaubte, beeinträchtigte erheblich ihren Alltag. So lagen auf dem Fußboden des Wohnzimmers alle möglichen Schriftstücke herum, die hätten abgeheftet werden sollen, darunter auch wichtige Dokumente wie Steuerrückzahlungsbescheide und Schulzeugnisse ihrer Kinder. Auf dem Sofa und den Sesseln türmten sich weitere Stapel, die von niemandem verrückt werden durften, weil Gloria sie sofort wieder hätte desinfizieren müssen, wenn jemand mit schmutzigen Händen sie berührt hätte. Es war, als seien das Wohnzimmer und die Küche mit Landminen bestückt, zwischen denen man sich geschickt durchschlängeln musste. Und die Kinder saßen zumeist auf dem Boden, um ihre Hausaufgaben zu machen oder fernzusehen.

Manchmal brachte Gloria Stunden damit zu, ihre Sachen zu »entseuchen«, und war danach völlig erschöpft. Tag für Tag nahm sie sich fest vor, ihre Familie von dem Durcheinander zu befreien und mit dem Aufräumen zu beginnen. Aber jedes Mal, wenn sie es versuchte, fing sie irgendwo an, wurde abgelenkt und machte anderswo weiter, bis sie fix und fertig und total frustriert war. Schließlich kam sie zu der Überzeugung, dass es ihr nie gelingen werde, Ordnung zu schaffen, und beließ alles beim Alten.

Übung: Schätzen Sie Ihr eigenes Verhalten ein

Da Sie nun an zwei Beispielen gesehen haben, wie zwanghaftes Horten den menschlichen Alltag beeinträchtigen kann, und Sie mit diesem Phänomen vertrauter geworden sind, sollten Sie eine Selbsteinschätzung vornehmen. Lesen Sie den folgenden Fragebogen durch und beantworten Sie die Fragen so ehrlich wie möglich. Vergessen Sie nicht: Dieses Buch soll Ihnen helfen. Folglich schaden Sie sich selbst, wenn Sie mogeln. Dies ist keine diagnostische Messung. Die Antworten, die Sie geben, werden Ihnen helfen, sich ein bisschen besser zu verstehen.

1. Fällt es Ihnen schwer, Dinge wegzuwerfen, oder geraten Sie in Panik bei dem Gedanken, sich von Besitztümern zu trennen?
2. Haben Sie so viele Sachen, dass Ihre Zimmer vollgestopft sind?
3. Verspüren Sie häufig das Bedürfnis, Dinge zu kaufen oder Gratisartikel mitzunehmen, obwohl Sie wissen, dass Sie sie eigentlich nicht brauchen?
4. Lassen Sie sich oft zum Kauf oder zum Erwerb von Dingen verleiten, obwohl Sie wissen, dass Sie keinen Platz für ihre Aufbewahrung haben?
5. Nehmen Ihre Habseligkeiten so viel Raum ein, dass Sie sich nur mit Mühe im Zimmer bewegen können?
6. Ist es schon einmal vorgekommen, dass Sie ein Möbelstück (Sofa, Tisch oder Stuhl) nicht benutzen konnten, weil es als Ablage für Ihren Kram diente?
7. Fühlten Sie sich schon einmal von der Menge Ihrer Habseligkeiten so peinlich berührt, dass Sie bestimmte Zimmer in Ihrem Haus oder Ihrer Wohnung anderen Leuten nicht zeigen wollten?
8. Haben sich aus Ihrem Horten oder Anschaffen von Dingen schon jemals für Sie oder Ihre Angehörigen finanzielle Belastungen ergeben?
9. Ist die Menge Ihrer Besitztümer schon jemals Anlass für Auseinandersetzungen oder Meinungsverschiedenheiten in ihrer Familie gewesen?

10. Inwieweit behindert Sie Ihr Aufbewahrungstick in Ihrer Lebensführung?
11. Wie viel Zeit verbringen Sie täglich mit Aufgaben, die mit Ihrem Aufbewahrungstick zu tun haben? Wie viele Gedanken verschwenden Sie auf ihre Besitztümer? Weniger als 30 Minuten, 30 Minuten bis zu zwei Stunden oder mehr als zwei Stunden.
12. Haben Sie oft den Eindruck, zusätzlichen Stauraum zu benötigen?
13. Haben Sie tatsächlich schon zusätzlichen Stauraum benötigt?
14. Sind Ihre Sachen schon einmal wegen unzureichenden Stauraums beschädigt worden?
15. Wie viel Zeit verbringen Sie am Tag, um nach irgendwelchen Dingen zu suchen? Weniger als 30 Minuten, 30 Minuten bis zu zwei Stunden oder mehr als zwei Stunden.
16. Haben Sie jemals Ladendiebstahl begangen, um sich etwas anzueignen?
17. Wurden Sie schon einmal wegen Ladendiebstahls verhaftet?

1. Zwanghaftes Horten

Wichtig in dieser Welt ist nicht so sehr, wo wir stehen,
sondern in welche Richtung wir uns bewegen.
Oliver Wendell Holmes Sr.

Nachdem Sie in der Einleitung die diagnostischen Merkmale für zwanghaftes Horten gelesen haben, mag es Ihnen scheinen, als träfen diese Symptome auf jedermann zu und ließen sich auch auf Sammler anwenden. Sie sind sich vielleicht nicht sicher, ob Sie ein Messie oder ein Sammler sind. Deshalb werden wir Ihnen im vorliegenden Kapitel erläutern, welche Unterschiede zwischen Sammeln und Horten bestehen und werden danach auf einige biologische und soziologische Aspekte des Hortens zu sprechen kommen. Außerdem sollen Zustände und Befindlichkeiten beschrieben werden, die mit dem Horten einhergehen können.

Sammeln Sie oder horten Sie?

Lassen Sie uns zunächst klären, wer als Sammler und wer als Messie gelten kann. Um ehrlich zu sein, neigt fast jeder von uns in irgendeiner Weise zum Horten. Bedenken Sie jedoch, wenn ein oder zwei Symptome oder Merkmale einer Störung oder Krankheit auf eine Person zutreffen, heißt das noch lange nicht, dass diese Person tatsächlich an der betreffenden Krankheit oder Störung leidet.

So sind beispielsweise Kopfschmerzen und Fieber diagnostische Kriterien für einen Gehirntumor. Bedeutet das, dass Sie jedes Mal, wenn Sie unter Kopfschmerzen und Fieber litten, einen Tumor hatten? Selbstverständlich nicht! Man kann ein Symptom aufweisen, ohne von der Krankheit befallen zu sein. Zudem sind Kopfschmerzen und Fieber Begleiterscheinungen einer Fülle von Krankheiten, darunter auch Hirnhautentzündung, Halsentzündung und Grippe.

Um als Messie zu gelten, müssen Sie schon einige Kriterien erfüllen. Wie störend sich Ihre Symptome auf Ihre allgemeine Funktionsfähigkeit auswirken, ist ebenfalls eine sehr wichtige Variable, die es zu bedenken gilt. Wenn Sie z. B. Schwierigkeiten haben, die Zeitungen einer Woche wegzuwerfen und diese sich auf dem Fußboden stapeln, sind Sie wahrscheinlich noch kein Messie. Aber wenn bei Ihnen die Zeitungen, die sich in einem halben Jahr angesammelt haben, auf dem Fußboden des Wohnzimmers verstreut liegen, sodass Sie Mühe haben, vom einen zum anderen Ende des Raums zu gelangen, könnten Sie durchaus einer sein.

Um sich als Messie bezeichnen zu können, müssen Sie entweder einen inneren Zwang zum Horten verspüren oder ein Problem damit haben, Dinge auszurangieren, oder beides. Das hortende Verhalten bereitet Ihnen oder anderen Leuten in Ihrer Umgebung Sorgen und behindert Sie in der Bewältigung Ihres Alltags. Selbst wenn Sie Ihr hortendes Verhalten rechtfertigen und sich nicht darüber aufregen, werden Sie außer sich geraten, sobald Sie Ihrem inneren Zwang nicht nachgeben können (d. h. wenn man Sie daran hindert, etwas aufzubewahren, das Sie unbedingt aufbewahren möchten, oder wenn Sie etwas von Ihrem Zeug wegwerfen müssen).

Horten ist nicht dasselbe wie Sammeln. Sammler sind stolz auf ihre Besitztümer und zeigen sie gern her. So genießt es etwa ein passionierter Autosammler, in seinem Oldtimer-Coupé um den Block zu fahren, und ein Junge, der Baseballprogramme sammelt, präsentiert sie voller Stolz seinen Freunden. Sammler erfreuen sich an ihren oft mühsam erworbenen Schätzen und strengen sich besonders an, um andere zu beeindrucken. Sie erwähnen ihre Sammlungen in Gesprächen oder besuchen Sammlermessen, um Gleichgesinnte zu treffen. Oft haben sie in ihrem Haus einen eigenen Bereich für ihre Sammlung hergerichtet. Der Junge, der Baseballprogramme sammelt, heftet sie in einem speziellen Ordner ab. Andere sammeln Briefmarken,

Kameras, Figürchen oder bemalte Teller, die sie in einer Vitrine oder einem Bücherschrank zur Schau stellen. Zudem gehen Sammler haushälterisch mit ihrem Geld um, damit sie ihre bereits bestehenden Sammlungen durch neue Objekte ergänzen können, was ihnen ein Gefühl tiefer Befriedigung verschafft.

Wenn Sie jedoch ein Messie sind, ist Ihnen Ihr Sammelsurium peinlich. Sie erwerben Dinge mit der Absicht, für sie irgendeine Funktion zu finden, aber am Ende bringen diese Neuerwerbungen Sie in Verlegenheit. Wenn ein Gegenstand gekauft ist, folgt der nächste und dann noch einer und so fort, bis überhaupt kein Platz mehr ist für all den Kram und immer größere Unordnung entsteht. Selbstverständlich gibt es auch Ausnahmen, doch in der Regel leben die meisten Messies im Chaos.

Wie schon erwähnt, scheuen sich Messies im Unterschied zu Sammlern sehr häufig, Leute einzuladen, weil ihnen ihre Unordnung peinlich ist. Messies kaufen sich lieber neue Geräte, wenn die alten nicht mehr funktionieren, da ihnen der Gedanke, Handwerker im Haus zu haben, unerträglich ist. Steve, der seit fünfzehn Jahren am Messie-Syndrom leidet, gestand, dass er drei Jahre lang ohne Kühlschrank auskam, weil er niemanden in sein Haus lassen wollte, der den defekten hätte reparieren können. Und einen neuen Kühlschrank konnte er sich nicht liefern lassen, weil kein Platz dafür da war. Sie sehen also, dass sich Sammler und Messies in verschiedener Hinsicht voneinander unterscheiden, obwohl es einige Gemeinsamkeiten zwischen ihnen gibt.

Übung: Sind Sie ein Sammler oder ein Messie?

Kreuzen Sie die Kästchen an, die Ihrer Meinung nach auf Sie zutreffen. Diese Übung dient nicht der Diagnose, sondern soll Ihnen lediglich helfen, sich über die Unterschiede zwischen Messies und Sammlern klar zu werden. Je mehr Kästchen Sie in einer der beiden Kategorien angekreuzt haben, desto wahrscheinlicher fallen Sie unter die betreffende Kategorie.

Sammler

- sind stolz auf die Dinge, die sie sammeln
- ordnen und pflegen ihre Sammlungen
- erfreuen sich an ihnen und zeigen sie gern her
- besuchen Zusammenkünfte oder Sammlermessen, um sich mit Gleichgesinnten auszutauschen
- sprechen gern über ihre Sammlungen
- teilen sich ihre Zeit und ihr Geld so ein, dass sie ihrer Sammelleidenschaft frönen können
- empfinden Befriedigung, wenn sie ihre Sammlungen ergänzen können

Messies

- empfinden ihr Sammelsurium als peinlich
- lassen ihren Kram meist einfach herumliegen, ohne ihn irgendwie zu ordnen
- leben im Chaos, oft infolge des Verlusts an funktionalem Wohnraum
- fühlen sich unbehaglich, wenn andere ihren Kram zu Gesicht bekommen, oder weigern sich regelrecht, andere in ihre Wohnung zu lassen
- sind oft verschuldet, manchmal hoch
- schämen sich nach Neuanschaffungen und sind betrübt oder deprimiert

Falls Sie unter »Messie« mehr Kästchen angekreuzt haben als unter »Sammler«, könnten Sie ein Messie sein. Der nächste Absatz wird Ihnen helfen herauszufinden, welcher Typ Messie Sie sind, damit Sie die Mechanismen Ihres Verhaltens besser verstehen und die Probleme während der einzelnen Phasen der Behandlung erfolgreicher angehen können. Dabei ist es sehr wichtig, dass Sie sich gegenüber ehrlich sind. Denn wenn Sie Ihre Schwierigkeiten herunterspielen oder leugnen, werden Sie weiter darunter leiden.

Typische Verhaltensweisen von Messies

Ein weit verbreitetes Missverständnis besteht darin, dass Messies in der Regel außergewöhnliche und sonderbare Dinge anhäufen. Doch das stimmt nicht. Sie unterscheiden sich von Nicht-Messies nicht durch die Art der Dinge, die sie erwerben, sondern durch deren Menge (Frost und Gross 1993). Es folgt eine Liste der Gegenstände, die besonders gern gehortet werden. Da sie keineswegs vollständig ist, sind die Dinge, die Sie mit Vorliebe horten, möglicherweise nicht aufgeführt.

Zeitungen und Zeitschriften
Papier- und Plastiktüten
Fotografien
Haushaltsvorräte
Bekleidung und Schuhe
Büroklammern und Gummibänder
Pappkartons
Schmuck
Lebensmittel
Postsendungen
Bücher
Toilettenartikel
Batterien
Kugelschreiber
Flugblätter/Broschüren
Werkzeug

Kaufzwang

Kaufzwang bedeutet, dass man impulsiv Dinge ersteht, ohne sich Gedanken darüber zu machen, dass man Geld ausgibt oder Schulden anhäuft. Menschen, die unter Kaufzwang leiden, gehen gern in Supermärkte, weil sie dort Artikel in größeren Mengen günstiger erstehen können als anderswo. Wenn Sie zu diesem Personenkreis gehören, fällt es Ihnen wahrscheinlich sehr schwer, sich ein Sonderangebot entgehen zu lassen. Zwei Artikel zum Preis von einem zu bekommen, ist ein Schnäppchen, dem Sie wohl kaum widerstehen können.

Deshalb gehen Messies auch gern zu Räumungsverkäufen und Flohmärkten, wo sie oft ganze Tage damit verbringen, ihren Kaufzwang zu befriedigen, ohne dabei sehr wählerisch zu sein. Und so bewahrheitet sich die Redensart, dass des einen Müll des anderen Schatz ist, im Kaufverhalten von Messies.

Computer und Internet bieten Menschen, die unter Kaufzwang leiden, neue, bisher ungeahnte Möglichkeiten, ihrer Sucht zu frönen. Vielleicht haben auch Sie schon das Einkaufen per Internet entdeckt, dessen Vorteile auf der Hand liegen. Trotzdem oder gerade deshalb stellt es für Messies und jene, die unter sozialem Angstsyndrom leiden, eine nicht unerhebliche Gefahr dar. Wenn Sie Waren per Mouseclick ordern, bleiben Ihnen das lange Anstehen an Kassen, die Peinlichkeit von Hamsterkäufen und die zeitaufwändige Entscheidungsfindung vor Ort erspart. Diese mit Ihren normalen Einkaufsgewohnheiten verbundenen unangenehmen Empfindungen vermieden zu haben, mag Sie zwar mit einem Gefühl der Erleichterung erfüllen, doch trägt das Internetshopping tendenziell dazu bei, dass Sie an Ihren Verhaltensmustern, d. h. dem mit zwanghaftem Horten einhergehenden Kaufzwang, festhalten.

In manchen Großstadtbezirken gibt es Dienstleistungsunternehmen, die so gut wie alles anliefern. Auf bestimmten Internetseiten können Sie, wie im Laden um die Ecke, Ihren gesamten Lebensmitteleinkauf tätigen. Sie »bewegen« sich durch virtuelle Gänge und befördern die Artikel, die Sie haben möchten, per Mouseclick in Ihren »Einkaufskorb«. Sie können online bezahlen und bekommen die Lebensmittelartikel innerhalb weniger Stunden frei Haus geliefert. Andere Online-Läden verleihen Videos oder bieten Schmuck, ja sogar Kaugummi an – Sie müssen lediglich ein paar Tasten drücken.

In den folgenden Kapiteln dieses Buchs werden wir Ihnen erläutern, dass Ihre Ängste vor unbehaglichen Situationen nur noch größer werden, wenn Sie ihnen aus dem Weg zu gehen versuchen. Indem Sie online einkaufen, vermeiden Sie zwar momentan negative Empfindungen, schließen sich aber noch mehr von der Außenwelt ab und vergraben sich noch tiefer in den Berg von Plunder und Chaos.

Eine andere Form, sich zwanghaft Dinge anzueignen, ist der Ladendiebstahl, den Messies zuweilen begehen, wenn sie meinen, bestimmte Artikel haben zu müssen, die sie sich jedoch nicht leisten können. Es fällt Messies oft schwer, Ladendiebstahl zuzugeben, weil ihr Verhalten ihnen peinlich ist, aber sie haben sich nicht richtig unter Kontrolle, bis sie schließlich in gewissen Geschäften nicht mehr eingelassen oder wegen Ladendiebstahls verhaftet werden.

Zugreifen müssen, wenn es etwas umsonst gibt

Broschüren, Handzettel und ähnliche Druckerzeugnisse, wie sie vor allem in Supermärkten angeboten werden, gehören zu den Dingen, die Messies besonders gern anhäufen. Oft locken im Eingangsbereich eines Lebensmittelgeschäfts auf Ständern ausgelegte Lokalzeitungen und Magazine mit der Aufschrift »Gratis« oder »Bedienen Sie sich«. Wie reagieren Sie auf eine solche Aufforderung? Nehmen Sie eines dieser Blättchen mit oder stecken sie gleich ein halbes Dutzend davon ein?

Messies müssen in der Regel nicht erst aufgefordert werden, sich derlei Gratisartikel anzueignen, denn selbst weggeworfene Zeitungen, herumliegende Visitenkarten und Handzettel sind vor ihnen nicht sicher. Wann haben Sie das letzte Mal eine Arztpraxis aufgesucht und das dringende Bedürfnis verspürt, Broschüren über alle möglichen Krankheiten, Zettel mit Arztterminen oder vielleicht sogar eine der im Wartezimmer ausliegenden Zeitschriften einzustecken? Fällt es Ihnen schwer, Werbegeschenke wie Tragetüten, Kundenzeitschriften und Warenproben, die allerorten offeriert werden, links liegen zu lassen?

Auf der Suche nach vollkommenen oder einzigartigen Artikeln

Manche Messies horten Dinge, die ihnen vollkommen oder einzigartig erscheinen, weil sie sich von anderen ihrer Art unterscheiden (Frost und Steketee 1998). So mag Ihnen z. B. ein Handzettel mit einem Druckfehler als etwas Besonderes vorkommen, weil er einzigartig ist. Umgekehrt könnten Sie jedoch auch einen Handzettel ohne jeden Druckfehler und in tadellosem Zustand für unersetzlich halten und ihn deshalb aufbewahren. Jeder Gegenstand kann als einzigartig gelten (z. B. Vasen von ungewöhnlicher Form, alte Gefäße oder Plaketten); es ist lediglich eine Frage der Bedeutung, die man ihm beimisst. Er muss nicht wirklich einzigartig sein. Sie können einen Gegenstand für wertvoll und einzigartig halten, weil Sie noch nie zuvor auf einen solchen gestoßen sind, oder weil Sie glauben, er sei ein seltenes Exemplar, auch wenn er das gar nicht ist.

Übung: Erkennen Sie Ihre Symptome

Diese Übung soll Ihnen helfen, Ihre Messie-Symptome zu verstehen. Wie Sie inzwischen wissen, kann zwanghaftes Horten Menschen auf vielerlei Weise schaden. Deshalb sollten Sie sich darüber klar werden, wie es Ihr eigenes Leben beeinträchtigt. Lesen Sie die folgende Aufstellung durch, kreuzen Sie an, was auf Ihre Art des Hortens zutrifft, und führen Sie, wenn angebracht, Beispiele an. Machen Sie von Ihrem Notizbuch Gebrauch, falls Sie mehr Platz benötigen, als hier vorhanden ist. Diese Übung wird sich als nützlich erweisen, wenn wir über Therapien sprechen, gehen Sie deshalb bei Ihren Antworten sorgfältig zu Werk.

Wenn es etwas umsonst gibt, muss ich es mitnehmen. Ich durchwühle Abfalleimer oder Müllcontainer oder sammele Handzettel.
Eigene Beispiele:

Ich leide unter dem Zwang, mir Dinge kaufen und Geld ausgeben zu müssen.
Eigene Beispiele:

Es ist mir peinlich, dass ich so viele Dinge angehäuft habe.

Ich strebe nach einzigartigen oder vollkommenen Gegenständen.
Eigene Beispiele:

Ich vermeide es, Dinge wegzuwerfen, oder bin sehr bestürzt, wenn ich etwas wegwerfen muss.
Eigene Beispiele:

Wegen meines Hortens bin ich in finanzielle Schwierigkeiten gekommen oder mit dem Gesetz in Konflikt geraten.
Eigene Beispiele:

Es ist mir sehr unangenehm, wenn andere Leute in mein Haus kommen und die dort herrschende Unordnung sehen.

Psychische Störungen, die das Horten begleiten

Schauen wir nun, da Sie die mit zwanghaftem Horten einhergehenden Verhaltensweisen besser kennen, ob Sie an einer damit in Zusammenhang stehenden Störung leiden, d. h. ob bei Ihnen neben dem Horten eine weitere Störung besteht. Eine solche muss nicht die Ursache Ihres Hortens sein, das seinerseits jedoch ein Symptom dieser Störung sein könnte.

Die am häufigsten mit zwanghaftem Horten einhergehenden Störungen sind zwanghafte Persönlichkeitsstörungen, Zwangssyndrome und Depressionen, während Essstörungen, das Prader-Willi-Syndrom, Psychose und Alzheimerkrankheit bei Messies seltener auftreten. Lesen Sie die folgende Beschreibung der Symptome dieser Störungen genau durch und schauen Sie, ob Sie das eine oder andere an sich selbst feststellen. Dann allerdings sollten Sie zuerst die Diagnose eines Facharztes abwarten, ehe Sie zu dem Schluss kommen, an einer bestimmten Störung zu leiden.

Zwangsneurotische Persönlichkeitsstörung

Das *Diagnostic and Statistical Manual* (DSM-IV TR) gilt in den USA als das grundlegende Handbuch für Psychiater und Psychotherapeuten, da es detaillierte klinische Informationen über jede bekannte psychische Störung bietet. In diesem Buch ist zwanghaftes Horten nur einmal als Symptom oder diagnostisches Kriterium für eine Störung verzeichnet. Diese Störung nennt man zwangsneurotische Persönlichkeitsstörung (OCPD), nicht zu verwechseln mit einer Zwangsstörung (OCD), auf die wir später zu sprechen kommen werden.

Wie bei anderen Persönlichkeitsstörungen, ist auch bei der zwangsneurotischen Persönlichkeitsstörung die Bezeichnung etwas irreführend. Sie besagt nicht, dass Menschen einen Mangel oder Defekt in ihrer Persönlichkeit aufweisen oder mit irgendeiner Geisteskrankheit geboren wurden. Gemeint ist vielmehr, dass eine Person mehrere Wesenszüge oder Charaktereigenschaften aufweist, die seelisches Leiden verursachen, zwischenmenschliche Beziehungen beeinträchtigen oder sich anders negativ auswirken können. Im Allgemeinen treten solche Charaktereigenschaften im frühen Erwachsenenalter zutage, machen sich gleichbleibend in den verschiedenen gesellschaftlichen und zwischenmenschlichen Situationen geltend und stehen in keinem Zusammenhang zu Drogen oder medizinischen Krankheitsfaktoren.

Das *DSM-IV TR* charakterisiert die zwangsneurotische Persönlichkeitsstörung als »ein ständiges Sich-Bemühen um Ordentlichkeit, Perfektionismus und mentale und zwischenmenschliche Kontrolle auf Kosten von Flexibilität, Offenheit und Leistungsfähigkeit« (American Psychiatric Association 2000, 725). Menschen mit OCPD schenken Kleinigkeiten, Registern, Regeln und Zeitplänen oft so große Aufmerksamkeit, dass der eigentliche Sinn und Zweck der Tätigkeit dabei in Vergessenheit gerät.

Obwohl sich Menschen mit OCPD gern in Details verlieren, neigen sie interessanterweise auch zu Unentschlossenheit, die oft die Folge davon ist, dass sie lieber gar keine als eine nicht ganz ideale Entscheidung treffen. Bei dem Gedanken, einen Fehler zu machen, empfinden Zwangsneurotiker ein so starkes Unbehagen, dass sie die Entscheidung hinausschieben oder ihr ganz aus dem Weg gehen. Im 2. Kapitel werden wir darlegen, wie dies dazu führt, dass häusliche Unordnung entsteht und fortbesteht.

Übung: Leiden Sie an einer zwangsneurotischen Persönlichkeitsstörung?

Falls Sie sich in der obigen Beschreibung wiedererkannt haben, sind Sie möglicherweise ein Zwangsneurotiker. Die folgende Liste führt alle diagnostischen Kriterien für diese Persönlichkeitsstörung auf. Kreuzen Sie die Wesenszüge an, die Ihrer Meinung nach auf Sie zutreffen. Wenn Sie vier oder mehr Kreuzchen machen können, leiden Sie vielleicht an einer zwangsneurotischen Persönlichkeitsstörung. Bedenken Sie allerdings, dass eine Diagnose nur ein qualifizierter Therapeut erstellen kann und Ihnen die folgenden Kriterien nur einen Einblick in Ihre eigenen Verhaltensmuster geben sollen:

- Ich beschäftige mich so sehr mit Einzelheiten, Regeln, Listen, Systematisierung, Organisation oder Zeitplänen, dass ich den eigentlichen Zweck einer Tätigkeit aus den Augen verliere.
- Ich widme mich so ungemein intensiv meiner Arbeit und bin so leistungsorientiert, dass ich für Freizeitaktivitäten und Freundschaften (sofern dafür keine offensichtliche wirtschaftliche Notwendigkeit besteht) keine Zeit habe.
- Ich bin unfähig, abgetragene Kleidung oder andere wertlose Gegenstände auszurangieren, selbst wenn sie keinen gefühlsmäßigen Wert für mich haben.
- Ich bin mir und anderen gegenüber knauserig; Geld ist etwas, das für künftige Katastrophen gehortet werden muss.
- Mein Perfektionismus hindert mich nicht selten bei der Bewältigung einer Aufgabe (so bin ich z. B. unfähig, ein Projekt zum Abschluss zu bringen, weil es meinen übermäßig hohen Anforderungen nicht genügt).
- In Fragen der Moral, der Ethik oder der sittlichen Werte bin ich außerordentlich pflichtbewusst, gewissenhaft und unbeugsam (was sich nicht durch eine bestimmte kulturelle oder religiöse Ausrichtung erklären lässt).
- Es widerstrebt mir, Aufgaben zu delegieren oder mit anderen zusammenzuarbeiten, es sei denn, sie tanzen nach meiner Pfeife.
- Ich bin starrsinnig und stur.

Zwanghafte Verhaltensstörung

Obwohl Horten im *DSM-IV TR* nicht als diagnostisches Kriterium aufgelistet ist, wird es gemeinhin mit zwanghafter Verhaltensstörung in Verbindung gebracht. Diese besteht aus drei Hauptsymptomen: Obsessionen, inneren Zwängen und Zweifeln. *Obsessionen* sind störende, eindringliche und nutzlose Gedanken oder Vorstellungen, die sich einem aufdrängen und nicht unterdrückt werden können. Sie bringen das normale Denken durcheinander und lösen Ängste und manchmal Depressionen aus. In der Regel gehören dazu die Angst, sich selbst oder anderen zu schaden, die Furcht vor Ansteckung, aggressive oder auf Sexuelles gerichtete Gedanken, Symmetriedenken sowie das Nacherleben von Gesprächen. Wenn Sie ein Messie sind, haben Sie vielleicht Zwangsvorstellungen hinsichtlich Ihrer Besitztümer oder darüber, wo sie etwas hingelegt haben, weil sie befürchten, dass es verloren geht. Auf diese Weise könnten Obsessionen ein Teil Ihres Lebens sein.

Innere Zwänge veranlassen Handlungsweisen oder Denkmuster, um die gemeinhin in Reaktion auf eine Obsession auftretenden Ängste zu verringern. Zu den am meisten verbreiteten Zwangshandlungen gehören Waschen, Überprüfen, Wiederholen und Zurückverfolgen, Ordnen und Arrangieren sowie Beten. Vielen Menschen mit Obsessionen und inneren Zwängen ist zwar klar, dass ihre Gedanken und Verhaltensweisen übertrieben und unsinnig sind, doch fällt es ihnen ungeheuer schwer, ihre Zwangsvorstellungen zu ignorieren oder zu unterdrücken. Sie leiden darunter manchmal stunden-, ja sogar tagelang. Bei Messies manifestieren sich solche inneren Zwänge z. B. im manischen Erwerb neuer Dinge.

Zweifel ist eines der Hauptmerkmale zwanghafter Verhaltensstörung und bei fast jeder Obsession oder Zwangsvorstellung gegenwärtig. So leiden z. B. Leute mit OCD unter der Obsession, dass sie, weil sie einer anderen Person die Hand geschüttelt hatten, Bazillen aufgeschnappt haben und davon krank werden, wenn sie sich nicht die Hände waschen (Waschen ist in diesem Fall die Zwangshandlung). Sie sind sich nicht sicher und hegen Zweifel, ob sie wirklich davon krank werden, wollen jedoch kein Risiko eingehen. Beim Autofahren überkommt Leute mit zwanghafter Verhaltensstörung häufig die Angst, jemanden auf der Straße angefahren zu haben, und sie verspüren das überwältigende Bedürfnis, umzukehren und sich zu vergewissern. Falls Sie sich nicht entscheiden können, was Sie mit diesem oder jenen Gegenstand anfangen sollen, erkennen Sie sich möglicherweise in dem Symptom des Zweifelns wieder.

Wie Sie sehen, sind zwanghafte Verhaltensstörung und zwangsneurotische Persönlichkeitsstörung sehr verschiedene Störungen, obwohl es bei beiden um zwanghafte Verhaltensweisen geht. Tatsächlich werden sie in der Gesellschaft und in den Medien oft verwechselt. Verschiedene Hollywood-Filme und Fernsehshows zeigen oft auf Details oder Regeln fixierte Charaktere. Entweder sagt man uns, dass sie an zwanghaften Verhaltensstörungen leiden, oder wir vermuten es aufgrund von Unwissenheit. Genau betrachtet handelt es sich aber vermutlich um Zwangsneurotiker.

Um Einblick in Ihre eigenen Empfindungen und Verhaltensweisen zu gewinnen, müssen Sie sich über die Unterschiede zwischen beiden psychischen Störungen im Klaren sein. Personen mit zwanghafter Verhaltensstörung möchten in der Regel von ihren Obsessionen und Zwängen loskommen, weil sie in ihnen Ängste hervorrufen. Ganz anders verhält es sich bei Menschen mit zwangsneurotischen Persönlichkeitsstörungen, die mit ihrer Lebensweise gewöhnlich ganz zufrieden, ja sogar stolz darauf sind. Gemeinhin verspüren sie keinen Leidensdruck, und wenn sie therapeutische Hilfe suchen, so meist nur deshalb, weil sie mit anderen Leuten nicht zurechtkommen. Selbstzweifel sind ihnen fremd, glauben sie doch steif und fest an die Richtigkeit ihrer Überzeugungen oder Standpunkte und geben sich alle Mühe, danach zu handeln.

Zwanghafte Verhaltensstörung oder Zwangsneurose?

Ein Mensch mit zwanghafter Verhaltensstörung

- hat Obsessionen (unerwünschte, wiederholte und aufdringliche Gedanken, die extreme Ängste auslösen)
- ergeht sich in Zwangshandlungen (Waschen, Wiederholen, Überprüfen etc.), um die von Obsessionen hervorgerufenen Ängste zu verringern
- weiß, dass seine Symptome problematisch sind, und ist sich vielleicht über die Irrationalität derselben im Klaren.

Ein Mensch mit zwangsneurotischer Persönlichkeitsstörung oder Zwangsneurose

- ist perfektionistisch, regelorientiert und inflexibel
- hat eine sture und unbeugsame Wesensart

- macht sich im Allgemeinen keine Gedanken über seine Symptome, obwohl diese seine zwischenmenschlichen Beziehungen stark beeinträchtigen.

Sie fragen sich nun vielleicht, wie zwanghafte Verhaltensstörung und Horten zueinander in Beziehung stehen. Die Forschung deutet überwiegend darauf hin, dass Horten ein Symptom derselben ist, doch nur 25–35 % der an einer zwanghaften Verhaltensstörung leidenden Menschen horten tatsächlich (Frost und Steketee 1998). Weil Messies obsessiv an ihrem Besitz hängen, den Zwang verspüren, Dinge anzuhäufen und nicht wissen, was sie ausrangieren sollen, wird zwanghaftes Horten mit zwanghafter Verhaltensstörung assoziiert. Messies machen sich viele Gedanken über ihren Besitz. Sie fragen sich, wo etwas liegt, ob etwas versehentlich im Müll gelandet ist, ob jemand ihre Habseligkeiten angerührt hat oder wie sie diese ordnen sollen. Es fällt ihnen schwer, dem Drang, alles aufzubewahren, zu widerstehen und nichts auszurangieren. Dinge wegzuwerfen löst Leidensdruck aus, und sie vermeiden diesen, indem sie horten. Horten ist ein zwanghaftes Verhalten, das unangenehme Gefühle abbaut, und gehört somit in die Kategorie der zwanghaften Verhaltensstörung.

Depression

Wenn wir depressiv werden, schwinden unser Interesse und unsere Motivation, Dinge zu erledigen. Wir verbringen mehr Zeit im Bett und weniger Zeit mit sportlichen Aktivitäten; wir nehmen mehr (oder auch weniger) Kalorien zu uns als sonst und leiden unter Minderwertigkeits- und Schuldgefühlen. Bei vielen Menschen, nicht nur bei Messies, bringt dieser Zustand Gleichgültigkeit und Nachlässigkeit gegenüber ihrem häuslichen Umfeld mit sich, sodass Unordnung entsteht. Sie schieben die Erledigung bestimmter Arbeiten hinaus oder kommen ihren Verpflichtungen zögerlich oder überhaupt nicht nach. Nicht beglichene Rechnungen häufen sich, Anrufe werden nicht erwidert, im Spülbecken stapelt sich schmutziges Geschirr, die Wohnung wird seltener gereinigt und aufgeräumt als sonst – so oder ähnlich können sich Depressionen auf Ihr Alltagsleben auswirken.

Um sich abzulenken und der Depression zu entkommen, möchten Sie sich dann vielleicht etwas Gutes tun und gehen einkaufen. Sie meinen, dass ein neues Paar Schuhe Ihre Stimmung heben oder die eine neue CD Ihre Lebensgeister beflügeln könnte. Aber wenn bereits Durcheinander entstanden ist, gehen die Neuanschaffungen höchstwahrscheinlich darin unter und Sie verlieren sie aus den Augen. Dann empfinden Sie Schuldgefühle oder Reue darüber, dass Sie Geld ausgegeben oder nicht genug Disziplin aufgebracht haben, Ihre schon vorhandenen Dinge zu ordnen und sich daran zu erfreuen.

Zwischen dem Messie-Syndrom und einer Depression kann eine starke und mitunter verheerende Wechselbeziehung bestehen. Denn wenn unser Leben und unser Zuhause immer chaotischer werden, löst der bloße Anblick von Unordnung Gefühle der Minderwertigkeit, Hoffnungslosigkeit oder Ohnmacht aus, die wiederum depressiven Verstimmungen Vorschub leisten, welche den Willen und die Motivation zur Veränderung lähmen. Und es ist nicht leicht, diesen Teufelskreis zu durchbrechen.

Messie-Syndrom, zwanghafte Verhaltensstörung und zwangsneurotische Persönlichkeitsstörung gehen häufig mit Depressionen einher. Wenn man genauer darüber nachdenkt, ist dies durchaus logisch, können doch alle diese Störungen erhebliche Ängste, Beschwerden und Frustrationen hervorrufen, die oft soziale Isolation, Schwermut und Lebensüberdruss zur Folge haben. Zudem können Depressionen die Symptome aller drei oben genannten Störungen verstärken und verstetigen.

Depression und Messie-Syndrom haben einige Eigenschaften gemeinsam, und es ist manchmal schwierig auszumachen, ob jemand aufgrund einer Depression zum Messie wurde oder wegen seines zwanghaften Hortens in eine Depression verfiel. Wie dem auch sei, das Messie-Syndrom kann sich auf jeden Fall äußerst negativ auf das Selbstvertrauen und die Gemütsverfassung einer Person auswirken.

Wir erwähnten bereits, dass Messies wegen ihres Verhaltens leicht in soziale Isolation geraten; oft entfremden sie sich sogar von den

Menschen, die ihnen am nächsten stehen, von Angehörigen und Freunden. Wie ist das bei Ihnen? Oft schämen sich Messies wegen ihrer Unordnung so sehr, dass sie nicht einmal Freunde oder Verwandte in ihre Wohnung oder ihr Haus lassen, zumal wenn alle Sitzmöbel mit Zeitungen und anderem Kram zugemüllt sind.

In diesem Fall erlebt der Messie, was man *sekundäre Depression* nennt. Würde er auf magische Weise vom Horten befreit, verschwände auch die Depression, denn das Horten ist in diesem Fall deren Ursache. Davon mehr in den Kapiteln, in denen es um therapeutische Ansätze geht.

Seltenere Begleiterscheinungen

Psychose, Demenz, Essstörungen, Pikazismus (absonderlicher Appetit) und das Prader-Willi-Syndrom sind Störungen, bei denen mitunter Symptome wie beim Messie-Syndrom beobachtet wurden, die aber weniger verbreitet sind als zwangsneurotische Persönlichkeitsstörungen, zwanghafte Verhaltensstörungen und Depressionen.

Psychose

Laut *DSM-IV TR* bilden *psychotische Störungen* eine Gruppe von neun Krankheitsbildern, die folgende Symptome gemeinsam haben: Halluzinationen, Wahnvorstellungen oder beides, geistigen Zerfall, drastische Stimmungsschwankungen und geringes Einsichtsvermögen der Betroffenen hinsichtlich ihres Zustands. *Schizophrenie* ist die häufigste psychotische Störung, und das Messie-Syndrom wird manchmal mit ihr in Verbindung gebracht.

Schizophrenie ist eine psychische Störung, die mit Halluzinationen, Wahnvorstellungen oder beidem einhergeht. Eine Halluzination ist eine Wahrnehmungsstörung, d. h. der oder die davon Betroffene sieht, hört, riecht, schmeckt oder fühlt etwas, das gar nicht existiert. Unter einer Wahnvorstellung versteht man eine fixe Idee, die entweder auf einer Verzerrung der Wirklichkeit basiert oder schlichtweg falsch ist. Diese Symptome können einhergehen mit gesellschaftlicher Isolation, Depression und mangelhaften sozialen Fertigkeiten.

Manche Menschen, die an Schizophrenie leiden, umgeben sich mit *Paraphrenalia*, d.h. sie sammeln und horten allerlei Krimskrams. Diese Manie war in psychiatrischen Kliniken sehr verbreitet, bis in den 1950er Jahren Medikamente gegen Psychose auf den Markt kamen. So sammelte z.B. James, ein zweiundvierzigjähriger Psychotiker, sage und schreibe Hunderte Meter Aluminiumfolie, mit der er jede Wand in seinem Haus abdichtete. Er glaubte, die Folie schütze ihn vor der radioaktiven Strahlung, die, wie er sich einbildete, durch die Mauern drang.

Demenz

Demenz ist ein unaufhaltsamer Verfallsprozess des Gehirns, der in fast allen mentalen Funktionsbereichen merkliche Veränderungen hervorruft, welche die Persönlichkeitsstruktur, das Gedächtnis, das Denken, das Urteilsvermögen, die Motivation, die intellektuelle Fähigkeit und das Einsichtsvermögen des Betroffenen beeinträchtigen. Bei fortschreitender Demenz kommt es im Gehirn zu konkreten anatomischen Veränderungen.

In unseren vergreisenden Gemeinwesen begegnen wir immer häufiger einer bestimmten Form der Demenz, der *Alzheimerschen Krankheit.* Weil berühmte Persönlichkeiten wie etwa Ronald Reagan und Charlton Heston öffentlich ihren Kampf gegen diese Krankheit verkündeten, wird uns deren verheerende Wirkung mehr und mehr bewusst. Weniger bekannt ist, dass Menschen, die an Alzheimer leiden, manchmal zu zwanghaftem Horten neigen. Die Wohnungen und Häuser solcher Patienten befinden sich oft in einem chaotischen Zustand, denn ihre Bewohner sammeln und horten mit Vorliebe Zeitungen, Zeitschriften, Postsendungen, Briefumschläge oder Dinge mit nostalgischem Wert (Fotografien, Kleidungsstücke und Andenken).

Ein schwaches Urteilsvermögen, ein schlechtes oder nicht mehr vorhandenes Gedächtnis sowie Wiederholungszwänge und Orientierungslosigkeit tragen erheblich dazu bei, die Unordnung zu vergrößern.

Das *Diogenes-Syndrom,* gekennzeichnet durch Selbstvernachlässigung und Verwahrlosung der daran Erkrankten, ist eine weitere Form von Demenz, bei der zwanghaftes Horten beobachtet wurde. Viele Menschen mit dem Diogenes-Syndrom leben allein oder sind verwitwet, haben sich sozial isoliert und hausen in stark verschmutzten und vermüllten Wohnungen oder Häusern, ohne sich deshalb zu schämen oder Verlegenheit zu empfinden. Ihr Äußeres ist ungepflegt und schmutzig, und sie leiden häufig unter vielfältigen körperlichen Symptomen (Williams u. a. 1998).

Essstörungen

Die drei wichtigsten Essstörungen, Anorexia nervosa (Magersucht), Bulimia nervosa (Bulimie) und krankhafte Esssucht, werden mit zwanghafter Verhaltensstörung in Verbindung gebracht, weil sie obsessiv-impulsive Symptome umfassen. Zwischen dem Messie-Syndrom und den Essstörungen hat man eine indirekte Beziehung festgestellt, weil in diesen Störungen zwanghaftes Horten auftritt, das sich hauptsächlich im Anhäufen von Lebensmitteln manifestiert. Das heißt jedoch nicht, dass alle Messies an Essstörungen leiden oder dass alle Menschen mit Essstörungen horten.

Personen mit *Anorexia nervosa* oder Magersucht weigern sich, ihr Körpergewicht auf oder über dem minimalen Normalgewicht zu halten. Weil sie sich einbilden, zu dick zu sein, hungern sie in der Regel, was wiederum dazu führen kann, dass sie neben anderen Dingen Nahrungsmittel horten, die sie gewöhnlich jedoch nicht verzehren.

Bei *Bulimia nervosa* werden die davon Betroffenen von regelmäßig wiederkehrenden Heißhungerattacken heimgesucht. Bulimiker verschlingen in kürzester Zeit enorme Mengen, um manchmal anschließend eine »Reinigung«, d. h. eine Entleerung vorzunehmen, z.T. durch selbst herbeigeführtes Erbrechen. Auch sie häufen Nahrungsmittel an und legen auf diese Weise ein dem Messie-Syndrom vergleichbares Verhaltensmuster an den Tag.

Im Unterschied zu Bulimiekranken nehmen Menschen mit krankhafter Esssucht über einen längeren Zeitraum hinweg ständig übermäßig viel zu sich, sodass sie schließlich kein Gewicht mehr verlieren können und krankhaft fettleibig werden. Sie legen sich gern Nahrungsmitteldepots an, die sie vor ihren Angehörigen geheim halten, wie sie sich überhaupt zumeist wegen ihrer Unersättlichkeit schämen und zu Schuldgefühlen neigen.

Pica-Syndrom

Mit den genannten drei Essstörungen verwandt ist das *Pica-Syndrom.* Darunter versteht man das in sich Hineinschlingen von eigentlich Ungenießbarem wie Papier, Lehm, Farbmuster, Haaren, Kleidern oder Zahnpasta. Dieser »perverse Geschmack« oder »absonderliche Appetit« wurde nach dem lateinischen Wort für »Elster« benannt, einem Vogel, der bekanntlich auch nicht essbare Dinge frisst oder davonträgt.

Prader-Willi-Syndrom

Beim Prader-Willi-Syndrom handelt es sich um ein genetisches Leiden, das durch unstillbaren Esszwang, Selbstverstümmelung und beschränkte intellektuelle Fähigkeiten gekennzeichnet ist. Leute mit dem Prader-Willi-Syndrom wissen nicht, wann sie satt sind, und essen deshalb immerzu weiter. Sie horten Lebensmittel z. B. in ihrer Handtasche oder unter ihrem Bett, um sie später zu verzehren, wenn niemand zuschaut.

Wie Sie sehen, kann das Messie-Syndrom Teil einer ganzen Reihe psychischer und physischer Störungen sein. Wir hoffen, Ihnen in diesem Kapitel zu einem besseren Verständnis Ihrer eigenen Verhaltensweisen verholfen zu haben. Weitere Einsichten werden Sie gewinnen, wenn Sie sich die biologischen und soziologischen Aspekte zwanghaften Hortens vor Augen führen, mit denen wir uns nun beschäftigen wollen.

Biologische Aspekte des Messie-Syndroms

Das Gehirn ist das Organ, das unseren Körper steuert, folglich sind wir von ihm abhängig. Alles, was wir denken und tun, vollzieht sich über unser Gehirn. Das Horten bildet dabei keine Ausnahme. Jedes Lebewesen benutzt sein Gehirn, um mit seiner Umgebung in Kontakt zu treten.

Um eine Vorstellung von der Arbeitsweise unseres Gehirns zu bekommen, müssen Sie sich dessen kleinste Funktionseinheit, das Neuron, vergegenwärtigen. So verdankt etwa der Riesentintenfisch seine Lebensfähigkeit einem einzigen Neuron, weshalb er zu den einfachsten Organismen der Welt zählt.

Das menschliche Gehirn hingegen besteht nach neuesten Schätzungen aus über 20 Milliarden Neuronen (oder vollständigen Nervenzellen), von denen ein jedes mit Tausenden anderer Neuronen verknüpft ist, wodurch Synapsen und Nervenzell-Netzwerke entstehen. Alle diese Neuronen stellen ihre Verbindungen untereinander mittels biochemischer Boten, den sog. Neurotransmittern, her. Signale, die das Gehirn empfängt oder weiterleitet, werden von diesen Neurotransmittern in die verschiedenen Bereiche des Gehirns getragen.

Es gibt fünf Gehirnlappen, von denen ein jeder für einen bestimmten allgemeinen Funktionsaspekt verantwortlich ist. Für speziellere Funktionen bedarf es jedoch der Wechselwirkung zwischen den fünf Gehirnlappen. Sie alle sind durch mehrere Millionen Neuronen verbunden, die Informationen weitergeben. Die Neuronen sind in der Lage, zwischen den verschiedenen Bereichen Schleifen oder Kreise aufzubauen, die oft ihre eigene Chemie zur Folge haben. Daher bedarf es einer Kombination aus Anatomie und Chemie, damit Botschaften aus der Außenwelt in den Körper gelangen können und umgekehrt.

Für uns ist der kortiko-striato-thalamische-Rindenkreis von Interesse, der eines der anatomischen Modelle von zwanghafter Verhaltensstörung darstellt und möglicherweise auch mit dem Messie-Syndrom zu tun haben könnte. Diese Schleife arbeitet mit ihrer eigenen Neurotransmitterchemie.

Zwei Neurotransmitter, nämlich Dopamin und Serotonin, sind für die biologische Erklärung des Messie-Syndroms relevant. Dopamin ist für die Regulierung unserer Motorik, unserer Emotionen und Stimmungen verantwortlich. Der Neurotransmitter Serotonin scheint mit zwanghafter Verhaltensstörung und ähnlichen Störungen in Verbindung zu stehen. Also können wir daraus folgern, dass Serotonin und Dopamin den Mechanismus zwanghaften Hortens beeinflussen.

Serotonin übt schon in ganz geringen Dosen einen starken Einfluss auf die Mechanismen von Verhaltensweisen und Stimmungsregulation aus. Um Serotonin in seine Nebenprodukte aufzuspalten, ist Vitamin B6 erforderlich. Ein fehlerhafter Serotonin-Haushalt könnte zu zwanghafter Verhaltensstörung und ähnlichen Beschwerden beitragen. Interessanterweise veranlasst ein Mangel an Vitmanin-B6 Ratten zum Horten von Nahrung (Gross und Cohn 1954).

Können wir also daraus schließen, dass ein Überschuss oder ein Mangel dieser wichtigen Neurotransmitter zwanghaftes Horten hervorruft? Es gibt zwar keinen stichhaltigen Beweis, der diese Hypothese stützt, aber wir wissen, dass Dopamin und Serotonin im Mechanismus zwanghafter Verhaltensstörungen eine sehr wichtige Rolle spielen. Die Korrelation zwischen diesen Störungen und dem Messie-Syndrom könnte darauf hindeuten, dass zwischen ihnen auch biochemische Ähnlichkeiten bestehen. Wie dem auch sei, es handelt sich hier um ein Gebiet, das noch weiter erforscht werden muss.

Angstmechanismen bei zwanghaftem Horten

Angst ist ein Urinstinkt, der Menschen und Tiere vor Gefahr schützt. Er versetzt den Körper in einen Alarmzustand, aufgrund dessen er ein Schutzsystem gegen äußere Bedrohungen aufbaut. Die Menschheit wäre zum Untergang verurteilt gewesen, hätte sie nicht von jeher danach getrachtet, durch Nahrung, Behausung, Energie und Bekleidung ihr Überleben zu sichern.

Der Mensch von heute, der in einer durch hoch entwickelte Technik relativ gesicherten Welt lebt, betrachtet die vorhandenen Schutzmechanismen als selbstverständlich und jederzeit verfügbar. In modernen Gesellschaften geht es vor allem darum, Geld und Besitztümer anzuhäufen, die nur einen indirekten Schutz bieten und nicht zuletzt unser Selbstwertgefühl stärken. Der Besitz von Eigentum spiegelt heute wider, was einst von größter Bedeutung erschien: der Besitz von Nahrungsmitteln.

Der innere Zwang, Dinge zu erwerben, ist bei Messies übermäßig ausgeprägt. Ihr Verhalten fällt den Personen, die mit ihnen zusammenleben vielleicht erst dann auf, wenn sich soviel Kram angesammelt hat, dass es sich nicht mehr verbergen lässt. Begreift man zwanghaftes Horten als Reaktion auf eine Angst, so könnte dies das biologische Fundament des Messie-Syndroms erklären helfen.

Wir wissen, dass sowohl Menschen als auch Tiere Nahrungsmittel oder andere Dinge horten, wenn sie am Verhungern sind (Keys u. a. 1950; Cabanac und Swiergiel 1989). Interessanterweise essen sie jedoch das Gehortete nicht unbedingt auf. Im nächsten Kapitel werden wir uns eingehender der Frage widmen, wie die Angst – und besonders die Urangst zu verhungern – mit dem Messie-Syndrom von Leuten zusammenhängt, die durchaus nicht Hunger leiden.

Soziologische Aspekte zwanghaften Hortens

Ein Problem, das uns alle angeht, besteht darin, dass wir oft *Haben* mit *Sein* gleichsetzen. Dies führt uns fast bis zu den Anfängen unserer Spezies zurück, als der Mensch begann, seinen Platz unter all den Tieren zu finden, ohne noch zu wissen, welche Rolle er auf diesem Planeten spielen würde. Von Anbeginn suchten die Menschen ihr Glück im Anhäufen von Besitz. Viele große Philosophen, darunter Buddha, Moses, Jesus, Mohammed, Meister Eckhart und Marx lehrten uns jedoch, dass wir nur im *Sein* Glück erlangen.

Der Einfluss der Gesellschaft auf unser Selbstverständnis

Wir leben in einem modernen, technisch fortgeschrittenen Zeitalter, wo nicht selten als Sieger dasteht, wer bei seinem Tod das meiste Spielzeug sein Eigen nennen kann. Wir sind zu der Überzeugung gelangt, dass materieller Besitz bestimmt, wer wir sind, und dass unser Selbstwert in einer direkten Beziehung zur Menge und Qualität unseres Eigentums steht. Trotz alledem können wir es oft gar nicht erwarten, unseren Besitz hinter uns zu lassen. Wir gehen auf Urlaub, um ein einfacheres Leben zu führen und schlicht nur zu sein. Es entbehrt also nicht der Ironie, dass wir so viel Zeit, Energie und Geld aufwenden, um Besitztümer zu erwerben, aber so viel Frieden finden, wenn wir fern von ihnen sind.

Wann sind Sie das letzte Mal auf einen Werbespot im Fernsehen gestoßen, dessen Botschaft lautete: *Sie haben so viele gute Eigenschaften und Charakterzüge, dass Sie unser Produkt gar nicht kaufen müssen* oder *Sie brauchen unser Produkt nicht, um gelassen zu sein, denn Sie sind es bereits*? Fast jede Form von Werbung will Ihnen weismachen, dass Sie sich mit dem Produkt, das sie anpreist, ein bisschen besser fühlen werden.

Wir leben in einer Gesellschaft, deren Festtage als Gelegenheiten zu Schnäppchenkäufen genutzt werden. Wenn wir den Mut aufbringen, uns von alten Dingen zu trennen und neue anzuschaffen, ist uns oft nach Frühjahrsputz zumute. Wir fühlen uns ermutigt, alte Klamotten, die nicht mehr in Mode sind, auszurangieren und neue Kleidungsstücke zu kaufen, die nach Auskunft von Designern trendy sind. Aber es scheint, dass jedes Mal, wenn wir etwas Altmodisches aussortieren, die Gesellschaft uns schließlich verkündet, es habe ein Comeback stattgefunden, und uns ermuntert, uns dieses Kleidungsstück wieder anzuschaffen.

Wir möchten keineswegs den Eindruck erwecken, als seien wir gegen die Medien eingestellt oder paranoid, aber es ist wichtig, aus einer psychosozialen Perspektive heraus zu verstehen, wie wir von der Gesellschaft überredet werden zu kaufen und zu besitzen, anstatt einfach zu sein. Messies neigen dazu, die Botschaft der Gesellschaft »Raus mit dem Alten, rein mit dem Neuen« misszuverstehen. Während Nicht-Messies ihren Frühjahrsputz erledigen, ertappen Sie sich vielleicht dabei, immer mehr anzuschaffen und gleichzeitig das alte Zeug zu behalten. Wenngleich dies ein Verlangen oder Bedürfnis erfüllen kann, verursacht es zwangsläufig Probleme, primär in Gestalt von Unordnung.

Viele Leute, die sich bei uns in Behandlung begeben haben, hatten eine Vielzahl zwischenmenschlicher, ehelicher und sogar rechtlicher Probleme erlebt. Leider haben wir viele Messies kennen gelernt, die durch bittere Scheidungs- und Sorgerechtverfahren gingen, weil ihre Ehepartner sie bei Wohnungsbehörden oder Jugendämtern angezeigt hatten. Messies können sich viele schwierige und stressige Strafverfahren einhandeln wegen verrammelter Feuertreppen, nicht regelmäßig durchgeführter Gas- und Stromzählerüberprüfungen, nicht erledigter Reparaturen, defekter Geräte und wegen der Unfähigkeit, Kindern ein sicheres und sauberes Zuhause zu bieten.

Etliche Staaten in den USA stellen Spezialeinheiten auf, die Messies bei deren Problemen helfen, sodass sie Räumungsbefehle und strafrechtliche Folgen verhüten können. Es ist durchaus an der Tagesordnung, dass staatliche Jugendschutzbehörden Kinder aus Häusern und Wohnungen holen, in denen gefährliche Unordnung herrscht. Andere staatliche Behörden können, gewöhnlich durch ihre Wohnungsbauabteilungen, anordnen, dass Abriss- oder Grabungsmannschaften Schritte unternehmen, um bestimmte Vorschriften durchzusetzen, auch ohne die Zustimmung des Mieters oder Wohnungseigentümers. Wir haben Leute gesehen, deren Besitz in von staatlichen Behörden herbeigeschaffte Müllcontainer geworfen wurde und die später der Räumlichkeiten verwiesen wurden.

Wie Sie sehen, umfasst zwanghaftes Horten weitaus mehr als den Erwerb von Besitztümern und das Nicht-wegwerfen-können derselben. Es kann zwischenmenschliche Konflikte, Eheprobleme, persönlichen Stress, Depression und Schwierigkeiten mit dem Gesetz zur Folge haben. Im 3. Kapitel werden wir diese soziologischen Fragen ausführlicher behandeln.

Dieses Buch wird Ihnen helfen, Ihr eigenes hortendes Verhalten besser zu verstehen und Ihnen taugliche Mittel an die Hand geben, die verhindern, dass Ihr Leben durch solche verheerenden Folgen Ihres Messie-Syndroms beeinträchtigt wird.

2. Warum bewahren Sie Dinge auf?

Du kannst nicht alles haben, wo würdest Du es hintun?
Steven Wright

Wie Sie im letzten Kapitel sahen, kann das Messie-Syndrom bei einer Vielzahl psychischer und körperlicher Beschwerden auftreten. In diesem Kapitel wollen wir uns mit der Frage beschäftigen, warum sich manche Menschen nicht von Dingen trennen können, die sie einmal erworben haben. Damit Sie später Ihr Verhalten ändern können, ist es wichtig, dass Sie sich über Ihre persönlichen Beweggründe, Dinge aufzubewahren, klar werden.

Es ist interessant, dass Messies oft die gleichen Dinge aus ganz unterschiedlichen Gründen aufheben, so z. B. Gehaltsschecks, ein bei Messies beliebtes Sammelobjekt. Wir haben Leute kennen gelernt, die seit Jahrzehnten ihre Lohnabrechnungen aufbewahrten. Einige warfen sie nicht weg, weil sie meinten, irgendwann einmal vom Finanzamt überprüft zu werden und sie deshalb zu benötigen. Andere hoben die Abrechnungen auf, weil ihnen diese als eine Art Trophäen galten, die für einst erbrachte Leistungen standen und zeigten, dass sie erfolgreich beschäftigt gewesen waren. Dies ist nur ein Beispiel dafür, dass Personen mit scheinbar ähnlichen Verhaltensmustern die gleichen Dinge aus ganz verschiedenen Gründen aufbewahren. Im Grunde genommen kann es keine zwei identischen Fälle zwanghaften Hortens geben.

Übung: Warum heben Sie Gegenstände auf?

Ehe Sie weiter lesen, nehmen Sie bitte das Notizbuch zur Hand, das Sie zusammen mit diesem Buch benutzen. Schreiben Sie so viele Gründe auf, weshalb Sie Dinge aufheben, wie Ihnen einfallen. Um Ihnen eine Hilfestellung zu geben, haben wir zehn der häufigsten Gründe aufgeführt. Die Liste ist keineswegs vollständig und auch nicht besonders geordnet. Im weiteren Verlauf werden wir auf die hier genannten (und andere) Gründe genauer eingehen.

1. Sie bewahren etwas auf für den Fall, dass es irgendwann einmal gebraucht wird.
2. Sie halten etwas für einzigartig und deshalb für unersetzlich.
3. Sie sind der Meinung, etwas vor äußeren Einflüssen schützen zu können.
4. Sie können sich nicht entscheiden, wo Sie etwas einordnen möchten, also heben Sie es einfach nur auf.
5. Sie befürchten, sich später schrecklich zu fühlen, wenn Sie den Fehler begehen, etwas jetzt wegzuwerfen.
6. Selbst wenn etwas praktisch wertlos ist, können Sie sich nicht davon trennen.
7. Sie wissen zwar nicht mehr, warum Sie etwas überhaupt aufgehoben haben, müssen aber Ihre Gründe dafür gehabt haben, und deshalb behalten Sie es.
8. Sie können keine Druckerzeugnisse wegwerfen, ehe Sie sie gelesen, verstanden oder sie sich eingeprägt haben.
9. Etwas hat für Sie einen gefühlsmäßigen Wert.
10. Etwas ist jetzt zwar wertlos, könnte aber einmal einen gewissen Wert bekommen.

Angst als Auslöser

Obwohl Leute aus unterschiedlichen Gründen Dinge aufbewahren, steckt, wie wir glauben, vor allem Angst dahinter. Sie ist die Basis und der Auslöser vieler Verhaltensweisen. Genau bedacht, sind Nahrung und Schutz die Grundvoraussetzungen menschlichen Überlebens. Würden Sie von Geisterhand auf eine ferne, unbewohnte tropische Insel versetzt, empfänden Sie vielleicht zuerst ein Gefühl der Erleichterung, den Pflichten und Anforderungen des Alltags enthoben zu sein. Aber sobald Ihnen klar würde, dass niemand Sie von dort wegbringen wird und Sie Ihrem Schicksal überlassen sind, bekämen Sie es vermutlich mit der Angst zu tun. Instinktiv, Ihrem Selbsterhaltungstrieb folgend, würden Sie zunächst nach Schutz und Nahrung suchen, denn Sie würden überleben wollen.

Wir glauben, dass sich die Urangst des Menschen, ohne Nahrung und Schutz zu sein, mit seiner Einstellung zu seinem Besitz überlappt hat. Ohne seinen Besitz fühlt sich der Mensch unsicher und ist verängstigt. Weil Menschen Gewohnheitswesen sind, wurde das Bedürfnis, Dinge zu erwerben und aufzubewahren mit der Zeit immer stärker. Dabei spielt die Menge des Besitzes oft eine wichtige Rolle. Deshalb fühlen sich gerade Messies umso sicherer, je mehr Dinge sie besitzen, und können sich infolgedessen von ihrem Kram nicht trennen.

Besitz verleiht Sicherheit

Da Ihnen Ihr Besitz ein Gefühl von Sicherheit verleiht und Sie sich ohne ihn schwach oder verloren vorkommen, ist es verständlich, dass Sie gekränkt oder wütend reagieren, wenn Freunde oder Angehörige hinter Ihrem Rücken Dinge wegwerfen, die Ihnen gehören. Sie fühlen sich bedroht und haben Angst.

Bedenken Sie dies einmal aus folgender Perspektive: Was geschähe, wenn Sie einem hungrigen Hund seine Futterschüssel wegnähmen? Der Hund würde vermutlich bellen oder vor Wut nach Ihnen schnappen und versuchen, Sie zu beißen. Er will Sie vielleicht gar nicht verletzen, doch sein Selbsterhaltungstrieb, aufgrund dessen er sein Futter verteidigt, löst unwillkürlich eine wütende Reaktion aus.

Etwas Ähnliches geschieht, wenn Familienmitglieder oder Freunde ohne Ihre Zustimmung bei Ihnen aufzuräumen versuchen. Gewiss haben Sie nicht gebellt oder um sich gebissen, aber Sie waren wahrscheinlich sehr verärgert oder verletzt.

Das Verlustgefühl, das sich einstellt, wenn andere, ohne Sie zu fragen, persönliche Sachen von Ihnen ausrangieren, kann unglaublich schwer zu ertragen sein. Manche Messies denken, nach eigener Darstellung, selbst bei der Arbeit oder bei gemeinsamen Essen mit Freunden an ihre Besitzgegenstände und registrieren beim Nachhausekommen mit großer Freude und Erleichterung, dass alles noch da ist. Umgekehrt reagieren sie oft verletzt, wenn ihre Angehörigen während ihrer Abwesenheit den einen oder anderen Gegenstand entsorgt haben.

Vielleicht fürchten Sie dieses Verlustgefühl so sehr, dass Sie Ihre Sachen nicht unbeaufsichtigt lassen wollen, oder Mülleimer nach Dingen durchsuchen, die möglicherweise weggeworfen wurden. Auf diese Weise glauben Sie nicht nur Ihren Besitz, sondern auch Ihr häusliches Umfeld besser unter Kontrolle zu haben. Ist Ihnen das schon einmal passiert? Sind Ihnen solche Empfindungen vertraut?

Trotz des Gefühls der Sicherheit, die Ihnen vielleicht Ihr Besitz vermittelt, und trotz der Befriedigung, Ihr häusliches Umfeld unter Kontrolle zu haben, empfinden Sie vermutlich – paradoxerweise – gleichzeitig enorme Verlegenheit und Scham über die bei Ihnen herrschende Unordnung. Denn Kontrolle und Sicherheit gehen zulasten nutzbaren Wohnraums und wirklicher Zufriedenheit.

Bedenken Sie, dass wir als Menschen nicht nur einen Selbsterhaltungstrieb haben, sondern auch Überzeugungen, Wertvorstellungen und Gefühle bezüglich unserer Verhaltensmuster entwickeln. Wir schreiben Gegenständen Bedeutungen zu, und wir lernen, in bestimmten Situationen bestimmte Emotionen zu empfinden. Stellen Sie sich ohne Ihren Besitz vor. Würden Sie sich unwohl, schutzlos, unsicher und ausgesetzt fühlen?

Übung: Machen Sie sich bewusst, welche Gefühle Ihre Besitztümer in Ihnen auslösen

Dies ist eine wichtige Übung. Ihre Antworten werden sich als sehr nützlich erweisen, wenn Sie sich überlegen, wie Sie Ihre Einstellung zu Ihrem Besitz verändern können. Zuvor jedoch müssen Sie sich Ihre Gedanken und Überzeugungen bewusst machen.

Nehmen Sie sich Ihr Notizbuch vor und schreiben Sie die folgenden Sätze auf eine neue Seite. Füllen Sie dann die Lücken gewissenhaft und so ausführlich wie möglich aus.

Ich fühle mich ______, wenn meine Sachen ohne mein Einverständnis ausrangiert werden.

Wenn ich unterwegs bin und meine Sachen zu Hause zurücklassen muss, fühle ich mich ______.

Wenn ich meine Sachen in Blickweite habe, fühle ich mich ______.

Ich fühle mich ______, wenn meine Familie und meine Freunde über mein Horten reden.

Ich wünschte, ich könnte in Zukunft ______.

Wenn Leute Bemerkungen über mein Durcheinander machen, fühle ich mich ______.

Wenn Fremde meine Unordnung zu Gesicht bekommen, fühle ich mich ______.

Ich fühle mich ______, wenn ich einen Fehler mache.

Gründe zu horten

Es gibt einige Kriterien, die erklären könnten, warum Sie horten. Denken Sie daran: Es sind nicht die Dinge selbst, die Sie von Nicht-Messies unterscheiden, sondern deren Menge. Und vergessen Sie nicht, dass kein Mensch wie der andere ist; einige Leute verfahren vielleicht nach sämtlichen nachfolgend beschriebenen Kriterien, andere hingegen nach keinem einzigen.

Sentimentalität

Dieses Muster liegt vor, wenn man eine bestimmte Emotion mit einem Gegenstand verknüpft und diesen dann mit jener Emotion assoziiert. So ruft vielleicht der Anblick eines leeren Streichholzheftchens bei jemandem schöne Erinnerungen an ein Abendessen mit der Familie in einem bestimmten Restaurant wach, wo er es eingesteckt hatte. Also wirft er es nicht weg, weil er sonst, wie er meint, einen Teil jener lieb gewordenen Erinnerung vernichten würde. Wenn Sie freilich andauernd Streichholzheftchen mitnehmen, die in Restaurants herumliegen, und sie als Andenken aufheben, stapeln diese sich, ehe Sie es sich versehen, bei Ihnen zu Hause. Selbstverständlich könnten Sie auch negative Gefühle mit Gegenständen verknüpfen, doch das kommt seltener vor.

Nützlichkeit

Dieser Fall tritt ein, wenn jemand meint, einen Gegenstand aufbewahren zu müssen, weil dieser irgendwann einmal von Nutzen sein könnte. Hier wird das »Für-den-Fall-dass«-Argument bemüht. So entdeckt etwa eine Frau ein Paar Schuhe in ihrem Schrank, die sie seit über zwei Jahren nicht mehr getragen hat, beschließt jedoch, sie zu behalten, für den Fall, dass sie sie irgendwann benötigen sollte. Oder Sie bewahren ganze Schreibtischschubladen voll Gummibänder, Büroklammern und Kugelschreiber auf, für den Fall, dass Sie sie in Zukunft brauchen.

Messies überschätzen gern die Wahrscheinlichkeit, einen Gegenstand irgendwann einmal zu brauchen, und unterschätzen zugleich ihre Fähigkeit, mit geringen Vorräten zurechtzukommen. Dieses Motiv, Dinge aufzubewahren, ist jedoch nicht auf Messies begrenzt. Wenn z. B. schwere Unwetter vorhergesagt werden, wird jedermann sich mit zusätzlichen Vorräten eindecken, wie es die Fernsehreporter vor Ort den Leuten empfehlen – für den Fall, dass der heraufziehende Sturm Hochspannungsmasten umknickt und den Verkehr lahmlegt. Manche Messies durchleben dieses Szenario andauernd und bereiten sich ständig auf künftige Katastrophen oder Notzeiten vor. Hier kommt wieder die Angst ins Spiel. Das »Für-den-Fall-dass«-Argument bewahrt sie davor, sich unsicher und schutzlos zu fühlen.

Ästhetik

Das Motiv, Dinge wegen ihres tatsächlichen oder vermeintlichen ästhetischen Werts aufzubewahren, ist weniger verbreitet als die beiden soeben genannten Gründe. Wir hatten einmal eine Patientin, die aus Metallstücken zusammengeschweißte »Kitschkunst« anhäufte, weil sie sie »einfach cool« fand. Möglicherweise gefällt Ihnen ein bestimmter Gegenstand wegen seiner Farbe, Beschaffenheit, Form oder Größe, und Sie heben ihn deshalb auf. Um es noch einmal zu betonen: Nicht was Sie aufbewahren ist das Problem, sondern die Anzahl der Gegenstände.

Übung: Aus welchen Motiven bewahren Sie Dinge auf?

Schreiben Sie auf einem neuen Blatt in Ihrem Notizbuch die Wörter *sentimental, zweckmäßig, ästhetisch* mit großen Abständen dazwischen nebeneinander und ziehen Sie dann nach jedem Wort eine senkrechte Linie bis zum unteren Ende der Seite. Listen Sie nun unter jeder Kategorie so viele Gegenstände auf, wie Ihnen einfallen und notieren Sie neben jedem den Grund für Ihre Zuordnung.

Nehmen wir z. B. an, Sie bewahren Zeitungen auf. Schreiben Sie das Wort »Zeitungen« unter die Kategorie, die am besten erklärt, warum Sie sie aufbewahren. Heben Sie sie beispielsweise auf, weil sie Sie an wichtige Ereignisse erinnern (sentimental) oder weil Sie glauben, die darin enthaltenen Informationen irgendwann zu benötigen (zweckmäßig) oder weil Sie von den Abbildungen fasziniert sind (ästhetisch). Verfahren Sie so mit so vielen Dingen wie möglich.

Erkennen Sie sich wieder – Charkatereigenschaften von Messies

Neben den genannten Motiven, Dinge aufzubewahren, gibt es noch eine ganze Reihe von Wesensmerkmalen, deretwegen Messies nichts wegwerfen können. Möglicherweise erkennen Sie sich in dem einen oder anderen wieder. Die Schwere Ihres Messie-Syndroms hängt aber nicht zwangsläufig von der Anzahl der Merkmale ab, die auf Sie zutreffen.

Angst, sich Informationen entgehen zu lassen

Messies fürchten oft, Informationen nicht mitzubekommen, wenn sie Zeitungen oder andere Druckerzeugnisse entsorgen. Dabei scheint eine Ähnlichkeit zu dem »Für-den-Fall-dass«-Aufbewahren vorzuliegen. Doch geht es hier weniger um die Gegenstände selbst, als um die Informationen, die sie vermitteln. Zu den hohen Ansprüchen, die Messies oft an sich stellen, gehört, dass sie gedruckte Informationen erst ausrangieren dürfen, wenn sie sie gelesen und verstanden haben.

Wir haben mit etlichen Messies gearbeitet, die glaubten, bestimmte Informationen irgendwann einmal zu benötigen, weshalb sie Hunderte von noch nicht gelesenen Zeitungen aufbewahrten. Da täglich neue geliefert wurden, kamen sie natürlich mit dem Lesen nicht mehr nach, und die Wohnung geriet immer mehr in Unordnung. Eine Person stapelte Zeitungen unter ihrem Bett, bis dieses buchstäblich vom Boden »abhob«. Der Ehemann einer anderen Patientin beklagte sich, dass er keine Geschäftspartner einladen könne, weil die Zeitungen seiner Frau den Weg von der Eingangstür in die Souterrainwohnung versperrten.

Unentschlossenheit

Wenn Patienten auf die Frage, ob sie unentschlossen seien, wie aus der Pistole geschossen antworten: »Ja, ich bin unentschlossen«, können wir uns manchmal ein Grinsen nicht verkneifen.

Aber im Ernst, viele Messies sind unentschlossen (Warren und Ostrom 1988). Sie können sich nicht entscheiden, was sie anziehen, was sie in Restaurants bestellen, welche Filme sie sich ansehen und, selbstverständlich auch, was sie mit ihrem ganzen persönlichen Kram anfangen sollen. Fällt es Ihnen ebenfalls schwer, Entscheidungen zu treffen? Wie und in welchem Zusammenhang macht sich Ihre Unentschlossenheit bemerkbar? Sind Sie normalerweise durchaus entscheidungsfreudig und nur dann nicht, wenn es darum geht, alte Klamotten oder anderen Kram auszurangieren?

Geben Sie es ruhig zu. Wahrscheinlich ist Ihnen schon beim bloßen Gedanken, entscheiden zu müssen, was Sie aussortieren, angst und bange. Um diesen unangenehmen Gedanken loszuwerden und sich wieder sicher zu fühlen, verschieben Sie die Entscheidung von einem Tag auf den anderen, indem Sie sich einreden, später eine Lösung zu finden.

Vielleicht kaufen Sie sich etwas Neues und wissen nicht so recht, wo Sie es verstauen sollen. Aus Angst vor einer falschen Entscheidung, lassen Sie es erst einmal herumliegen. So ersparen Sie sich zwar das frustrierende Gefühl, einen Fehler begangen zu haben, aber je häufiger sich dieser Vorgang wiederholt, desto größer wird die Unordnung in Ihrer Wohnung oder Ihrem Haus.

Sie müssen sich jedoch vor Augen halten, dass Sie durch Ihre Unentschlossenheit mehr Schaden anrichten als durch eine möglicherweise falsche Entscheidung. Fragen Sie sich einmal, was Ihnen lieber ist: in einem chaotischen, vermüllten Haushalt zu leben, weil Sie negative Gefühle scheuen, oder vorübergehend ein ungutes Gefühl zu haben, aber Ihr Mobiliar benutzen und sich in Ihren Zimmern frei umherbewegen zu können, ohne über herumliegenden Kram zu stolpern.

In einem gewissen Sinn haben Sie es vorgezogen, in Chaos und Unordnung zu leben, indem Sie sich einredeten, unfähig zu sein, Entscheidungen zu treffen und sich unbehaglich zu fühlen. Drücken Sie sich gern vor der Erledigung bestimmter Dinge, um unangenehme Gefühle zu vermeiden? Schreiben Sie in Ihrem Notizbuch auf, welche Entscheidungen hinsichtlich welcher Dinge Ihnen Schwierigkeiten bereiten und wie Ihnen dabei zumute ist.

Angst, Fehler zu machen

Laut Warren und Ostrom (1988) leiden Messies in der Regel unter der Angst, Fehler zu begehen, wie etwa auf die Zukunft nicht vorbereitet zu sein, Dinge zu verlegen oder falsch einzusortieren, versehentlich etwas wegzuwerfen oder den »idealen« Platz für einen bestimmten Gegenstand nicht zu finden.

Aus Angst, den Fehler zu begehen, nicht auf die Zukunft vorbereitet zu sein, kaufen Sie womöglich viele ähnliche Artikel, wie etwa Dosensuppen für den Ernstfall. Ehe Sie sichs versehen, haben Sie Unmengen von Zeug, aber nicht genug Platz, es unterzubringen.

Um den nächsten in der Liste genannten Fehler nicht zu begehen, nämlich Dinge zu verlegen oder falsch einzusortieren, lassen Messies gern ihre Habseligkeiten in Sichtweite um sich herum liegen. Kommt Ihnen das bekannt vor? Haben Sie Angst, etwas später nicht zu finden oder, noch schlimmer, es ganz zu vergessen, wenn Sie es wegräumen? Die Befürchtung, nicht mehr zu wissen, dass man dies oder jenes besitzt, ist weit verbreitet. Vermutlich können Sie sich manchmal gar nicht mehr erinnern, warum Sie einen bestimmten Gegenstand überhaupt aufbewahrt haben. Vielleicht weil Sie nicht später bereuen wollten, etwas weggeworfen zu haben, das sich irgendwann als wertvoll erweisen könnte.

Vielleicht fürchten Sie, einen Fehler zu machen bei der Entscheidung, wo Sie etwas hinräumen. Brauchen Sie lange, sich für einen bestimmten Aufbewahrungsort zu entscheiden, weil Sie keine falsche Entscheidung treffen wollen? Wie Sie sich vorstellen können, kann sowohl Unentschlossenheit als auch die Angst, Fehler zu machen, erhebliche Probleme verursachen und das alltägliche Leben beeinträchtigen. Kommt jedoch beides zusammen, so ergibt sich folgende Formel: **Unentschlossenheit + Angst, Fehler zu machen = Chaos.**

Unfähigkeit, Prioritäten zu setzen

Die Kombination aus Unschlüssigkeit, Angst vor falschen Entscheidungen und der Menge der Besitztümer erschwert es Messies oft, bei anstehenden Aufgaben Prioritäten zu setzen. So arbeiteten wir z. B. mit einem jungen Mann, der Hausarbeiten furchtbar gern an den Wochenenden erledigt hätte. Weil er jedoch meinte, jede einzelne Aufgabe (Jalousien aufhängen, Wände streichen, Möbel umstellen) sei gleichermaßen wichtig, konnte er sich nicht entscheiden, welche er als erste in Angriff nehmen sollte. Wegen seiner Unentschlossenheit und der Angst, etwas falsch zu machen, fühlte er sich sehr unbehaglich angesichts der anstehenden Entscheidung. Also ging er ihr gänzlich aus dem Weg und verbrachte seine Wochenenden allein und deprimiert in seinem unfertigen Zuhause.

Solche Situationen treten bei vielen Messies auf. Fällt es Ihnen schwer, im täglichen Leben Entscheidungen zu treffen? Wandern Sie von einem Stapel Krimskrams zum nächsten, ohne recht zu wissen, wo anfangen? Ist dies der Fall, dann fühlen Sie sich vermutlich von der Aufgabe aufzuräumen überfordert.

Bei vielen Messies führt die Schwierigkeit, Prioritäten zu setzen zu einem Aufschieben von Problemen. Möglicherweise reden Sie sich ein, dass Sie später in der Lage sein werden, eine klarere Entscheidung zu treffen. Leider wird die Entscheidung später nicht leichter. Im Grunde genommen ist sie später wahrscheinlich noch schwerer zu treffen, weil Sie sich schämen, sie nicht schon längst getroffen zu haben. Zudem dürften sich die Stapel von Zeitungen und dergleichen um Sie herum später noch vermehrt haben, was Ihre negativen Empfindungen nur verstärkt.

Verlustangst

Manche Menschen haben eine unverhältnismäßig große Angst, versehentlich einen wichtigen Gegenstand wegzuwerfen. Sie entscheiden sich dafür, lieber auf der sicheren Seite zu sein, als hinterher etwas zu bereuen, und behalten den Gegenstand »für alle Fälle«.

Es ist bei Messies sehr verbreitet, dass sie Gegenstände genau unter die Lupe nehmen, ehe sie sie wegwerfen, um den Verlust von Wertvollem zu vermeiden. Wenn Sie sich z. B. daranmachen, Zeitschriften wegzuwerfen, verspüren Sie vielleicht das Bedürfnis, sie Seite für Seite durchzugehen, um sicherzustellen, dass nicht versehentlich etwas Wertvolles (wie ein Scheck oder eine wichtige Telefonnummer) verloren geht.

Leider passiert dies manchmal dennoch. Ein sehr verbreitetes Phänomen beim Horten ist, was Frost und Steketee (1998) *Durchwühlen* nennen. Das geschieht, wenn man versucht, einen Stapel zu ordnen, und stattdessen diesen mit einem anderen Haufen Kram vermengt. So hat man am Ende zwei vermischte Stapel statt eines aufgeräumten Zimmers.

Ein Problem beim Durchwühlen ist folgendes: Sie mögen sich zwar absolut sicher sein, was in jedem einzelnen Stapel steckt, aber wenn Sie anfangen, die Stapel durcheinander zu mischen, werden Sie recht schnell vergessen, wo sich bestimmte Dinge befinden (vorausgesetzt, Sie hatten es zuvor gewusst).

Wenn Sie irgendwann doch beschließen, sich an das Wegwerfen von Gegenständen zu machen, geraten Sie vielleicht an einen vermischten Stapel und finden dort einen Scheck über hundert Dollar von Ihrer Versicherungsgesellschaft. Dies bestärkt Sie in dem Glauben, alle Stapel durchkämmen zu müssen, ehe Sie Dinge wegwerfen.

Selbst wenn Sie einen Scheck über hundert Dollar fänden, wäre dieser Scheck die Schande, Verlegenheit, Isolation und alle anderen negativen Folgen Ihres Hortens wert?

Angst vor Vergesslichkeit

Innerhalb des Hortens scheint eine Verbindung zu bestehen zwischen Angst, Durcheinander und Erinnerungsvermögen (Frost und Hartl 1996). Die meisten Messies neigen zu der Auffassung *Aus den Augen, aus dem Sinn* und benutzen Krimskrams als Stütze, um sich besser daran erinnern zu können, was sie besitzen. Dies erklärt ein wenig, warum Messies oft leere Regale und Schränke haben.

Wir kommen noch einmal auf die Angst zurück. Die meisten Messies haben keine Erinnerungsdefizite, trauen jedoch ihrem Gedächtnis nicht. Wir haben viele Messies sagen hören: »Wenn ich meine Sachen nicht sehe, vergesse ich, dass ich sie habe.« Wegen der Menge der Dinge, die Messies besitzen, vergessen sie gern, wo etwas liegt, hängt oder steht oder ob es überhaupt vorhanden war. Haben Sie schon mal vergessen, welche Filme Sie aufgezeichnet haben, wie viele Flaschen Ketchup Sie besitzen oder wo sich die Halloween-Dekoration befindet, die sie vor zwei Jahren kauften?

Sie glauben vielleicht, ein schlechtes Gedächtnis zu haben, weil Sie sich an einen bestimmten Gegenstand nicht mehr erinnern. Wenn Sie dieser Meinung sind, neigen Sie wahrscheinlich mehr dazu, Ihre Sachen zu überprüfen. Dadurch reden Sie sich ein, ein schlechtes Gedächtnis zu haben. Sie zählen möglicherweise die Ketchup-Flaschen oder verbringen Stunden damit, nach Dekorationen zu suchen oder einfach weitere Dinge zu erwerben, weil Sie nicht wissen, wo Sie mit der Suche danach beginnen sollen.

Fehlender Ordnungssinn

Erscheint es Ihnen unmöglich, Ihre Habseligkeiten zu ordnen?

Empfinden Sie ein Gefühl der Ohnmacht, weil Sie nicht wissen, wo Sie anfangen sollen? Fragen Sie sich, ob Sie schon immer unordentlich waren oder ob die Dinge ganz einfach außer Kontrolle gerieten. Lassen Sie uns überdenken, was Ihnen passiert sein könnte.

Nehmen wir einmal an, Sie kaufen sich gerne Schmuck und haben schon ein ganzes Sortiment von Schmuckstücken aus verschiedenen

Materialen (Gold, Silber und Plastik) und unterschiedlichen Preiskategorien.

Anfangs bereitete es Ihnen keine Mühe, Ihre Preziosen zu ordnen und unterzubringen, aber mit der Zeit wurde das immer schwieriger. Da zogen Sie in Betracht, sie nach der Art der Schmuckstücke wie Armbänder, Halsketten, Ringe etc. einzusortieren oder nach dem Wert, den sie für Sie darstellten. Auf einmal gab es so viele verschiedene Klassifizierungsmöglichkeiten, dass Sie überhaupt nicht mehr wussten, wie Sie sich entscheiden sollten, und die Sachen einfach wahllos aufeinanderhäuften.

Messies gehen oft so vor. Daraus wird dann ein sehr gefährlicher Kreislauf von Durcheinander und Chaos, besonders wenn immer mehr Gegenstände hinzukommen. Je größer die Stapel werden, desto ohnmächtiger fühlen sie sich beim Versuch, sie zu ordnen. Viele Messies scheinen mit der Einteilung in Kategorien Probleme zu haben und werfen deshalb ähnliche Gegenstände auf einen Haufen, selbst wenn sie das Gefühl haben, dass diese gar nicht zusammengehören.

Übung: Erkennen Sie sich selbst

Sie können diese Übung in Ihrem Notizbuch oder hier im Buch machen. Es folgen eine Liste von Wesensmerkmalen und Beweggründen sowie eine Reihe von für Messies typische Situationen. Ihre Aufgabe besteht darin, jeder Situation das passende Wesensmerkmal bzw. den passenden Beweggrund zuzuordnen, wobei jedes bzw. jeder nur einmal verwendet werden darf. Die Antworten sind am Ende aufgeführt, aber versuchen Sie, erst dann darauf zu schauen, wenn Sie die Übung beendet haben.

Wesensmerkmale und Beweggründe

Aufbewahren, weil es zweckmäßig ist
Ästhetischer Wert
Aufbewahren aus sentimentalen Gründen
Angst, Informationen einzubüßen
Unentschlossenheit

Angst, Fehler zu machen
Unfähigkeit, Prioritäten zu setzen
Verlustangst
Angst vor Vergesslichkeit
Mangelnde Organisation

Situationen

1. Joe hebt manchmal Kronkorken von der Straße auf, weil sie so schön in der Sonne glänzen.
2. Megan fürchtet, dass Leute sie über aktuelle Ereignisse befragen, und bewahrt deshalb in ihrer Küche Hunderte von Zeitungen auf, die sie erst aussortieren wird, wenn sie alle gelesen und verstanden hat.
3. Pat hat immer wieder versucht, ihre Stapel loszuwerden, streckt aber bei jedem Versuch die Waffen und weiß nicht, wo sie anfangen soll. Also redet sie sich ein, dass ihr beim nächsten Mal die richtige Idee kommen wird, und tritt auf der Stelle.
4. Steve bewahrt die Abschnitte seiner Gehaltsschecks der letzten zwanzig Jahre auf, für den Fall, dass er einmal vom Finanzamt überprüft wird.
5. Kelly möchte ihren nagelneuen Fernseher in Betrieb nehmen, will ihn aber erst dann aufstellen, wenn sie den idealen Wandabschnitt dafür gefunden hat. Sie fürchtet, sich für einen falschen Stellplatz zu entscheiden, und so steht ihr Fernseher einfach auf dem Boden herum.
6. Mark hat Hunderte von Pizzaschachteln in seiner Küche gestapelt. Er bewahrt sie auf, weil sie ihn an die schönen Zeiten erinnern, als Freunde ihn besuchten, um mit ihm Pizza zu essen und sich TV-Sportübertragungen anzusehen. Diesen Zeiten trauert er nach.
7. Michelle hat in ihrem Haus fünf Aktenschränke, die jedoch alle leer sind. Eigentlich müsste sie unzählige Schriftstücke einordnen, kann sich aber nicht entscheiden, nach welchen Kriterien sie verfahren soll.
8. Karen hat in ihrem Haus Berge von Zeug angehäuft, zumeist Schriftkram und Postsendungen. Ihre Schwester möchte vorbei-

kommen und für sie aufräumen, aber Karen hat panische Angst, dass ihre Schwester versehentlich etwas Wichtiges wegwirft.

9. Todd versinkt im Chaos, doch in seinen Schränken und Stauräumen herrscht gähnende Leere. Aus Angst, nicht mehr zu wissen, was er alles hat, räumt er seine Sachen nicht weg.
10. Mary hat annähernd hundert Paar Schuhe, kann sich aber nie entscheiden, welches Paar sie anziehen soll, also trägt sie Tag für Tag immer dieselben Schuhe.

Antwortschlüssel

1. Ästhetischer Wert
2. Angst, Informationen einzubüßen
3. Unfähigkeit, Prioritäten zu setzen
4. Aufbewahren, weil etwas zweckmäßig ist
5. Angst, Fehler zu machen
6. Aufbewahren aus sentimentalen Gründen
7. Mangelnde Organisation
8. Verlustangst
9. Angst vor Vergesslichkeit
10. Unentschlossenheit

3. Gründe, sich in Therapie zu begeben

Dein Leben steckt voller Möglichkeiten. Greife nach den Sternen, freue dich und gib niemals auf. Die Welt wartet auf dich.
Marian Wright Edelman

Im 1. Kapitel haben wir das Messie-Syndrom aus verschiedenen Blickwinkeln erörtert, darunter auch aus soziologischer Perspektive. Nun wollen wir uns eingehender mit der Frage beschäftigen, wie sich zwanghaftes Horten auf das Sozialverhalten und das gesellschaftliche Umfeld von Messies auswirkt. Wir werden mehrere Gründe umreißen, warum es für Sie und Ihre Familie wichtig ist, sich in Behandlung zu begeben.

Möglicherweise haben Sie sich schon selbst mit dem Gedanken getragen, die Hilfe eines Therapeuten in Anspruch zu nehmen, sind sich aber noch nicht sicher, ob Ihre Verhaltensstörung oder die eines geliebten Menschen gravierend genug ist. Falls Sie glauben, die Gründe für eine Behandlung bereits zu kennen, brauchen Sie die Seiten dieses Kapitels nur zu überfliegen. Wenn Sie jedoch Ihr hortendes Verhalten für nicht problematisch oder für zu geringfügig halten, um sich in Behandlung zu begeben, so raten wir Ihnen, die folgenden Abschnitte sorgfältig zu lesen. Sie gewinnen dadurch wertvolle Einsichten und Motivationen, um besser an sich zu arbeiten. Obwohl sich das Messie-Syndrom, wie wir gezeigt haben, ganz unterschiedlich manifestieren kann, zieht es die Angehörigen eines Messies erheblich in Mitleidenschaft. Denn Sie dürfen nicht vergessen: Auch wenn Ihnen selbst Ihr Verhalten keinen großen Kummer bereitet, so leiden doch aller Wahrscheinlichkeit nach Ihr Ehepartner, Ihre Kinder, Freunde und Nachbarn auf die eine oder andere Weise darunter.

Verminderte Lebensqualität

Die Auswirkungen eines psychischen Leidens auf eine Person bemessen sich danach, wie stark dieses das Leben des Patienten beeinträchtigt. Das trifft auch im Fall von zwanghaftem Horten zu, wie in den folgenden Abschnitten verdeutlicht werden soll.

Mangel an funktionalem Wohnraum

Eine der häufigsten Folgen zwanghaften Hortens ist die Einschränkung – und manchmal der vollständige Verlust – funktionalen Wohnraums. Was genau versteht man darunter? Lassen Sie den Blick durch Ihre Wohnung oder Ihr Haus schweifen. Werden die Möbel als Ablage für alle möglichen, dort nicht hingehörenden Dinge genutzt oder kann man bequem auf der Couch sitzen und am Esstisch die Mahlzeiten einnehmen? Können Sie sich zwischen Ihren vier Wänden ungehindert bewegen oder müssen Sie sich einen Weg durch das Chaos bahnen? Über funktionalen Wohnraum zu verfügen, heißt, Mobiliar, Fußböden, Schränke, Arbeitsflächen usw. zu den Zwecken benutzen zu können, für die sie gedacht sind. Bei Messies ist dieser funktionale Wohnraum in der Regel stark eingeschränkt oder überhaupt nicht mehr vorhanden.

Sobald Ihr Haus oder Ihre Wohnung nur noch eine riesige Rumpelkammer darstellt, leidet Ihre Lebensqualität selbstverständlich ganz entschieden darunter. Wenn Sie Ihre Küche nicht mehr zum Kochen benutzen können, sind Sie vermutlich darauf angewiesen, sich Ihre Mahlzeiten von irgendwelchen Lieferservices kommen zu lassen. Möglicherweise nehmen Sie mehr Kalorien zu sich, als Ihnen lieb ist, weil Sie häufig auswärts essen mit der Folge, dass Sie an Gewicht zunehmen. Zudem belastet eine solche Ernährungsweise Ihren Geldbeutel. Falls Sie eine Familie haben, müssen Sie wegen der nicht gebrauchsfähigen Küchen- und Esstische auf gemeinsame Mahlzeiten verzichten, und Ihre Kinder können keine Freunde zum Abendessen einladen. Wie schon erwähnt, droht Ihnen und Ihren Angehörigen soziale Isolation.

Zusätzlicher Stauraum löst nicht das Problem

Einige Messies sehen das Problem nicht im Horten an sich, sondern führen es vielmehr darauf zurück, dass sie in ihrer Wohnung oder ihrem Haus zu wenig Platz haben, um Dinge zu verstauen. Die vermeintliche Lösung besteht deshalb für sie darin, sich zusätzlichen Stauraum wie Schränke und Abstellkammern, Garagen, Kofferräume, Keller oder Mansarden, Remisen oder Schuppen auf ihrem Grundstück zu beschaffen oder sogar eine Zweitwohnung anzumieten.

Das mag anfänglich funktionieren, aber es ist gewöhnlich nur eine Frage der Zeit, bis auch diese Räumlichkeiten »aus allen Nähten platzen«. Tatsächlich haben wir mit Messies gearbeitet, die eigene Häuser besaßen, aber darüber hinaus noch mehrere Wohnungen angemietet hatten, nur um ihren Kram unterzubringen. In jedem dieser Fälle sah der Patient schließlich ein, dass das Problem nicht der Platzmangel war, sondern seine Unfähigkeit, sich von nicht mehr benötigten Dingen zu trennen, aufzuräumen und in seinen vier Wänden Ordnung zu schaffen.

Beeinträchtigung Ihrer Gesundheit

Wenn Sie inmitten von Chaos leben und es Ihnen an funktionalem Wohnraum mangelt, so kann dies bei Ihnen und Ihren Mitbewohnern chronische Krankheiten nach sich ziehen. Wir haben die Erfahrung gemacht, dass Messies für Kopfschmerzen, Atemprobleme (Asthma, Husten), Allergien, Erschöpfung und Lethargie, Schlaflosigkeit oder Schlafstörungen anfälliger sind als andere Menschen.

Überdies nehmen Leute, die in vollgestopften Wohnungen leben, oft allerlei Mittel gegen Allergien und Kopfschmerzen ein, ohne damit eine deutliche oder überhaupt irgendeine Linderung ihrer Leiden zu erreichen. Nun mögen Sie sich fragen, warum das so ist. Ganz einfach deshalb, weil diese Medikamente nicht die eigentlichen Ursachen der Beschwerden angehen: Staub, Schmutz, Schimmel und Pilze, die unter und zwischen dem Kram bestens gedeihen. Nur durch deren Beseitigung lassen sich die oben genannten Leiden wirksam bekämpfen. Wenn Sie jedoch nicht in der Lage sind, Ihre Böden mit einem Staubsauger zu bearbeiten, weil sich der Müll darauf türmt, nehmen Staub, Schmutz, Schimmel und Pilze mehr und mehr überhand.

Das Gleiche gilt für Arbeitsflächen, Schreibtische, Garderoben und Fenster, die nicht regelmäßig geputzt werden und somit der Entstehung von Allergenen aller Art Vorschub leisten. Wenn versehentlich etwas verschüttet oder ein Blumentopf umgestoßen wird und die Flüssigkeit bzw. der Humus ein Möbelstück oder den Boden beschmutzt, sind Messies oftmals nicht in der Lage, die Folgen eines solchen Missgeschicks zu beseitigen, weil ihr herumliegender Kram sie an einer erfolgreichen Säuberung hindert. So können z. B. auch Lebensmittel verderben und verschimmeln, weil man nicht an sie rankommt oder sie ganz einfach inmitten des Wusts an anderen Dingen in Vergessenheit geraten.

Zusätzliche Gefahren lauern in Haushalten, in denen es Haustiere gibt. Manchmal schaffen es Hunde nicht rechtzeitig, sich einen Weg zu ihren Besitzern zu bahnen, um ihnen zu signalisieren, dass sie rausmüssen, und verrichten ihre Notdurft infolgedessen in der Wohnung. Katzen finden vor lauter Müll nicht zu ihrem Katzenklo, mit ähnlichen Folgen.

Man sollte auch wissen, dass freilaufende Haustiere für den Menschen ein ernsthaftes gesundheitliches Risiko darstellen können. Toxoplasmose ist eine Infektion, die durch einen Parasiten hervorgerufen wird, der sich in den Ausscheidungen infizierter Katzen befindet. Der Mensch kann sich anstecken, wenn er nach Gartenarbeiten, dem Reinigen der Katzentoilette oder der Berührung von irgendetwas, das in Kontakt mit Katzenkot gekommen ist, die Hände zufällig an den Mund bringt. Deshalb sollten Sie sich nach jedem Reinigen der Katzentoilette die Hände mit Wasser und Seife waschen. Falls Ihre Katze außerhalb der Toilette kotet, ist die Ansteckungsgefahr größer. Toxoplasmose befällt zumeist Menschen mit geschwächtem Immunsystem. Wenn Schwangere sich anstecken, können beim Säugling Geburtsschäden oder geistige Behinderung auftreten.

Gefahr für Leib und Leben

Diese durch Schmutz, Staub und Schimmel hervorgerufenen Gefahren sind jedoch beileibe nicht die einzigen, die im Haus oder in der Wohnung eines Messies drohen. Erstens können die Böden durch eine Last, für die sie statisch nicht ausgelegt sind, Schaden nehmen. Diese Überlast ergibt sich aus der Unmenge von Gegenständen wie etwa Stapeln von Druckerzeugnissen, Kisten, schweren Apparaten und Haushaltsgeräten. Vielleicht haben Sie sich darüber noch gar keine Gedanken gemacht. Ein Stapel Zeitungen, der sich einen Meter hoch türmt, wiegt gut und gern bis zu fünfzig Pfund. Bei der entsprechenden Anzahl von Zeitungsstapeln kommt man schnell auf ein Gesamtgewicht, das viel größer ist, als Sie vermuten, zumal wenn diese monate- oder jahrelang nicht angerührt wurden. Falls die Stapel überdies Wasser oder verschüttete Getränke abbekommen, lastet auf den Fußböden ein noch größerer Druck.

Zweitens besteht in den Wohnungen und Häusern von Messies erhöhte Feuergefahr, weil sich dort häufig viele leicht entzündbare Gegenstände befinden. Denken Sie beispielsweise an die oben erwähnten Stöße von Zeitungen und Zeitschriften, die schon durch heiße Zigarettenasche Feuer fangen könnten, das dann wegen der Unordnung schwer einzudämmen wäre. Das überall herumliegende Zeug, das Durchgänge und Fenster versperrt, würde den Bewohnern eines solchen Hauses die Flucht vor den Flammen erschweren und die Löscharbeiten der Feuerwehr behindern.

Oft sind Heizkörper und Abzugsöffnungen durch allerlei Gegenstände so zugestellt, dass die Luft schlecht zirkulieren kann. Hitzeempfindliche Dinge oder Möbel, die zu nah an Heizkörpern stehen, können in Brand geraten. Weil Heizkörper zu wenig Wärme abgeben, wenn sie zugemüllt sind, schaffen sich Messies gern elektrische Heizgeräte an und lassen sie den ganzen Winter hindurch eingeschaltet. Die Oberflächen solcher Geräte erreichen sehr hohe Temperaturen, sodass leicht Feuer ausbrechen kann, wenn entflammbare Gegenstände zu dicht an ihnen stehen oder gar auf ihnen liegen.

Zudem können Wasserlachen, verdorbene Lebensmittel oder Tierkot zu Brutstätten für Würmer, Stechmücken, Kakerlaken und andere unwillkommene Gäste werden. In einem Haus, das Ratten und Kakerlaken anzieht, herrschen, vor allem für Kinder, gesundheitsschädliche Lebensbedingungen.

Übung: Ist Ihr Zuhause funktional, gesund und sicher?

Im Folgenden finden Sie eine Liste mit Fragen, die Ihnen zeigen sollen, wie sehr Ihr alltägliches Leben durch Ihr Horten beeinträchtigt wird und inwieweit Ihr Zuhause ein Sicherheitsrisiko darstellt. Beantworten Sie die Fragen nach bestem Wissen und Gewissen.

Können Sie

- in Ihrem Ofen backen
- auf Ihrem Herd kochen
- an Ihrem Küchentisch essen
- die Arbeitsflächen benutzen
- Geschirr in Ihre Schränke stellen
- die Spüle in der Küche benutzen
- Geschirr in der Spülmaschine reinigen
- Wäsche waschen
- problemlos die Treppe benutzen
- auf jedem Stuhl oder Sofa im Haus sitzen
- in Ihrem Bett schlafen
- Gesuchtes ohne Weiteres finden
- alle Toiletten benutzen
- alle Duschen benutzen
- das Haus putzen
- Handwerker in Ihr Haus kommen lassen
- Schriftkram an einem Schreibtisch erledigen
- Ihre Kinder ungehindert im Haus spielen lassen
- Leute bei sich zu Hause bewirten
- Kofferraum und Rücksitze Ihres Autos benutzen?

Überlegen Sie nun, ob Ihr Haus sicher ist? Beantworten Sie die folgenden Fragen mit Ja oder Nein:

- Ist das Treppenhaus zugestellt?
- Sind die Eingänge zum Haus blockiert?
- Sind die Boiler und Heizkörper zugestellt?
- Gibt es in einigen Zimmern Schimmel?
- Ist die Reinlichkeit des Hauses eingeschränkt?
- Haben sich Schmutz und Allergene angesammelt?
- Besteht eine Insektenplage aufgrund von Müll?
- Löst sich die Farbe von der Wand?
- Müssen Sie sich Wege bahnen oder können Sie sich frei umherbewegen?
- Befinden sich im Haus Tierfäkalien?
- Gibt es verdorbene oder abgelaufene Nahrungsmittel im Haus?
- Gibt es freiliegende elektrische Leitungen?

Der Gesetzgeber schaltet sich ein

Nachdem Sie nun das Ausmaß der mit Ihrem Messie-Syndrom einhergehenden Probleme zu begreifen beginnen, verstehen Sie bestimmt, warum sich manchmal der Staat einschaltet. In ernsten Fällen, bei denen Feuergefahr besteht und die Lebensbedingungen für Erwachsene und Kinder gefährlich sind, treten die Vollstreckungsbehörden auf den Plan. Wir haben mit mehreren Familien gearbeitet, deren Wohnungen oder Häuser beschlagnahmt und deren Besitztümer von Kreis- oder staatlichen Behörden gewaltsam entfernt und in Müllcontainer geworfen wurden. Dies kommt immer häufiger vor.

Immer mehr Gesundheitsbehörden werden auf die vielschichtige Problematik des Hortens aufmerksam und sind sich der Notwendigkeit bewusst, dass hier ein ganz spezielles Vorgehen erforderlich ist.

Es überrascht Sie vielleicht zu erfahren, dass zum Beispiel in den USA sich Rechtsanwälte, Polizeibeamte, Feuerwehrhauptmänner, Kinderschutzorganisationen, Versicherungspersonal, Tierschutzverbände und Altenbetreuer mit dem Messie-Syndrom auseinandersetzen und an einer Lösung für die Betroffenen arbeiten.

Obwohl Horten als psychische Störung anerkannt ist, die Mitgefühl verdient, ordnen Gerichte häufig an, dass zwanghaft hortende Menschen ihre Häuser oder Wohnungen räumen. Wenn die Betroffenen nicht selbst dazu in der Lage sind, werden Zwangsräumungen vorgenommen und die Bewohner auf die Straße gesetzt. Oft folgt die Unterbringung in Heimen. Sie können sich vorstellen, wie verheerend sich das auf die Betroffenen auswirkte, zumal auf jene, die sich ohnehin nur schwer von ihrem Krimskrams trennen konnten.

Einige Leute, die zum Verlassen ihrer Wohnungen gezwungen werden und deren Habseligkeiten in Müllcontainern landen, begehen Selbstmord. Andere Menschen und Haustiere sterben in ihren Wohnungen, weil sie sich nicht vor dem dort ausbrechenden Feuer in Sicherheit bringen können. Manche, vor allem ältere Menschen, leben nach der Zwangsräumung ihrer Wohnungen auf der Straße, weil sie obdachlos geworden sind. Solche Tragödien schärfen das öffentliche Bewusstsein für die Problematik des zwanghaften Hortens.

Zugegeben, es handelt sich hier um besonders krasse Fälle. Aber auch harmlosere Formen des Messie-Syndroms können ernste rechtliche Konsequenzen nach sich ziehen. Ehepartner von Messies reichen oft die Scheidung ein, und der Streit um das Sorgerecht für die Kinder beginnt. Oft werden dem Richter Fotos von der Wohnung oder dem Haus vorgelegt, um zu beweisen, dass die Kinder dort nicht sicher leben können. Manchmal werden Jugendschutzorganisationen gebeten herauszufinden, ob sich eine betreffende Person mit Messie-Syndrom anständig um ihre Kinder kümmert. Falls die Organisation irgendeine Form von Vernachlässigung feststellt (z. B. unzumutbare Wohnverhältnisse, Würmer, Allergien erregender Schimmel aufgrund geborstener Leitungen, durch Gegenstände blockierte Eingänge oder Treppenhäuser, unzureichende oder schlechte Ernährung), werden die Kinder den Eltern weggenommen. In allen diesen Fällen geht es um eine Risikoabwägung. Der Gesetzgeber schreitet ein, wenn bestimmte Vorschriften und Feuerschutzverordnungen nicht eingehalten werden.

Ihre Angehörigen leiden mit

Wie Sie sich denken können, betrachten die Menschen, die mit Ihnen zusammenleben, Ihr zwanghaftes Horten mit anderen Augen als Sie. Viele Ehepartner und Kinder von Messies befinden sich in einem moralischen Dilemma. Zum einen müssen sie mit nur noch bedingt oder überhaupt nicht mehr funktionalem Wohnraum zurechtkommen, in dem sie sich nicht mehr zu Hause fühlen und dessen Chaos ihnen peinlich ist. Zum anderen möchten sie den Partner nicht verlassen, merken aber, dass sie diese schwierige Situation auf die Dauer nicht werden durchstehen können. Oftmals ziehen Ehepartner eine Scheidung oder Trennung in Betracht. Manche trennen sich nur räumlich, während andere tatsächlich die Scheidung einreichen. Kinder, die schon erwachsen sind, ziehen aus, und kleinere Kinder sehnen den Tag herbei, an dem auch sie ausziehen können.

In diesem Abschnitt werden wir uns mit solchen familiären Problemen beschäftigen und einige Vorschläge unterbreiten, wie man für einen geliebten Menschen eine Therapie organisiert. Wenn Sie weiterlesen, kann das sowohl für Sie als auch für Ihre Familienmitglieder von Vorteil sein. Sie selbst beginnen vielleicht schon, sich in die Gefühle und Gedanken Ihrer Angehörigen hineinzuversetzen, und diese erfahren mehr über das Problem und darüber, was sie tun können, um eine Veränderung herbeizuführen.

Messies begreifen manchmal nur schwer, warum ihre Familienmitglieder sie nicht stärker in ihrem Horten unterstützen. Sie sind mitunter so felsenfest davon überzeugt, nichts von ihrem Besitz wegwerfen und inmitten von Unordnung leben zu können, dass sie sich gar nicht vorzustellen vermögen, warum nicht auch die anderen so denken wie sie.

Während ihre Angehörigen gewöhnlich darunter leiden, rechtfertigen Messies ihre Unordnung und den Mangel an funktionalem Wohnraum damit, die positiven Aspekte, nämlich das Aufbewahren möglichst vieler Dinge, überwögen die negativen. Sie passen sich der von ihnen geschaffenen Situation an und lernen, im Chaos und ohne »Luxus« zu leben, der ein Privileg von Leuten ist, die nicht horten. Oft flüchten sie sich in Ausreden wie keine Zeit zum Ordnen ihrer Sachen zu haben, oder sie schieben die Schuld auf andere oder behaupten, den Versuch aufgegeben zu haben, den Haushalt sauber zu halten, weil dies ohnehin niemand zu schätzen wisse.

Bei den meisten Angehörigen verfangen solche Rechtfertigungsstrategien jedoch nicht, weil sie nur die negative Seite des Hortens sehen. Da sie ihren Ehepartner oder Vater lieben, klammern sie sich an den Gedanken, dass das Messie-Syndrom bei ihm nur eine schlechte Eigenschaft unter vielen guten darstellt, doch manchmal genügt dies nicht. Man kann jemanden lieben und dennoch das Zusammenleben mit ihm nicht mehr ertragen.

Anfangs, solange die Unordnung noch beherrschbar ist, nehmen die Angehörigen eines Messies das ganze Ausmaß des Problems gar nicht wahr. Weil dem Vater oder Ehepartner seine Besitztümer so wichtig sind, glauben sie vielleicht, sich irgendwie darauf einstellen zu können. Doch mit der Unordnung nimmt auch ihre Unzufriedenheit zu, in einem solchen Durcheinander leben und auf funktionalen Wohnraum verzichten zu müssen. Dies kann zu Meinungsverschiedenheiten und Streitigkeiten führen, ohne dass eine Lösung gefunden wird.

Mit der Zeit werden die Angehörigen immer frustrierter; die Familie isoliert sich zunehmend und gerät ins Abseits. Die Kinder können nicht mehr ungehindert in der Wohnung oder im Haus spielen; Heranwachsende verlieren die Lust, Freunde zu sich einzuladen, weil sie sich schämen. Der Elternteil mit dem Messie-Syndrom will ohnehin niemanden mehr ins Haus kommen lassen. Selbst wenn keiner etwas sagt, wird die Stimmung immer schlechter. Schließlich kann die Familie das Haus oder die Wohnung nicht mehr so nutzen, wie sie es möchte oder wie es die meisten Menschen tun. Die Angehörigen empfinden dies als eine Zumutung und fühlen sich kontrolliert. Irgendwann fürchtet der Ehepartner um die eigene Sicherheit und um die der Kinder. Ältere Familienmitglieder fallen manchmal über herumstehende Gegenstände und ziehen sich Verletzungen zu. Um von einem Zimmer ins andere zu gelangen, muss man sich mühsam seinen Weg durchs Gerümpel bahnen. Kurzum: Die Schwierigkeiten wachsen mit dem Krempel und erscheinen aussichts- und hoffnungslos.

Was Ihre Familie fühlt

Liebe und Achtung, die Familienmitglieder trotz allem einem zwanghaft hortenden Angehörigen entgegenbringen, reichen oft nicht aus, um sich mit einem Leben im Chaos abzufinden. Aus Wut, Frustration, Ärger, Hoffnungslosigkeit und einem Gefühl von Schuld reagieren sie deshalb mitunter auf eine Weise, die ihnen sonst fremd ist. So ereifern sie sich häufig über Kleinigkeiten, nur um ihrer Wut und ihrem Ärger Luft zu machen. Ein andermal brechen sie einen Streit vom Zaun, um dem Messie vor Augen zu führen, dass die Wohnung aufgeräumt werden und er sich von überflüssigem Zeug trennen muss. Sobald der Messie damit einverstanden ist, versuchen sie, mit ihm gemeinsam Ordnung zu schaffen, was aber gewöhnlich zu weiteren Auseinandersetzungen führt, weil nur er entscheiden will, was aufgehoben werden muss und was ausrangiert werden darf. In ihrer Wut und Verzweiflung werfen dann vielleicht die Angehörigen Dinge weg, während der Messie schläft oder außer Haus ist. Wenn er ihnen auf die Schliche kommt, empfindet er dies als eine tiefe Kränkung und verliert das Vertrauen zu seinen Angehörigen. Manchmal wird er noch paranoider, durchforstet Papierkörbe und Mülleimer und legt noch größere Wachsamkeit an den Tag, um zu verhindern, dass gegen seinen Willen etwas entsorgt wird.

Wir wissen, dass Stress die Symptome von zwanghaften Verhaltensstörungen und anderen auf Ängsten basierenden psychischen Leiden verstärken kann. Das gilt zweifellos auch für das Messie-Syndrom.

Es kommt daher durchaus vor, dass sich Angehörige von Messies, die nicht mehr weiter wissen, an einen Psychotherapeuten wenden, ehe die Person, die eigentlich behandelt werden müsste, dies tut. Das kann aus mehreren Gründen von Vorteil sein, z. B. weil die Chancen, einen hartnäckigen Messie dazu bewegen, sich in Behandlung zu begeben, größer sind, wenn der Ehepartner psychisch stabil ist.

Es liegt auf der Hand: Je stärker und gesünder die Angehörigen sind, desto besser können sie mit möglicherweise schwierigen Situationen umgehen, die sich ergeben werden, wenn sie sich mit dem Messie auseinandersetzen müssen. Je mehr sie über zwanghaftes Horten und die Inhalte einer geeigneten Therapie erfahren, desto eher wird es ihnen gelingen, den unter dem Messie-Syndrom Leidenden zur Aufnahme einer Therapie zu überreden. Da dies nicht leicht ist, stellt oftmals ein Familienmitglied den ersten Kontakt zu einem Therapeuten her. Angehörige fühlen sich meist unbehaglicher als der Messie selbst, dem die Unordnung gar nicht so schlimm vorkommt und der sie »in den nächsten Tagen« beseitigen möchte. Der Familie reicht dieses Versprechen nicht, weil sie weiß, dass er es nie einlösen wird.

Wir fanden die psychotherapeutische Interventionsmethode hilfreich und haben uns eine bei Drogenmissbrauch angewandte Strategie zu eigen gemacht. Angehörige und Freunde setzen sich mit dem Messie zusammen und erklären ihm, dass die Unordnung außer Kontrolle geraten ist, dass sie ihrer aller Leben stark beeinträchtigt und dass es Hilfe gibt. Die Angehörigen sollten sich zuerst informieren, welche Therapieform geeignet ist und wer sie in ihrem Umkreis anbieten kann. Es ist gut, sich zuvor mit dem Therapeuten in Verbindung zu setzen.

Finanzielle Probleme

Viele Messies verschulden sich und streiten mit ihren Angehörigen ums Geld. Von ihrem Kaufzwang getrieben, erstehen sie ständig neue Artikel, ohne deren Kosten zu bedenken, was erhebliche finanzielle Probleme zur Folge haben kann. Wenn ein Messie von seinem Ehepartner finanziell abhängig ist, versucht ihm dieser oder diese vielleicht den Zugang zum gemeinsamen Konto zu erschweren, nimmt ihm die Kreditkarte ab oder überweist nur einen kleinen Betrag auf sein Konto. Dinge, die wirklich gebraucht werden, können nicht angeschafft werden, weil für sie kein Platz da ist.

Überdies erwerben Messies, wie schon erwähnt, manchmal zusätzlichen Stauraum, um die immer größer werdende Anzahl ihrer Dinge unterzubringen, was teuer werden kann, besonders wenn sie eine Zweitwohnung mieten oder in größere und kostspieligere Häuser umziehen. Diese finanziellen Belastungen haben nicht selten zur Folge, dass sich Familien extrem verschulden, ihr Eigentum verpfänden müssen, ja sogar Bankrott machen.

4. Behandlungsmöglichkeiten

Es gibt viele Möglichkeiten vorwärts zu gehen, aber nur eine stehen zu bleiben.
Franklin D. Roosevelt

Sie wissen nun also, was man unter dem Messie-Syndrom oder zwanghaftem Horten versteht, wie es andere beeinträchtigt und warum Sie sich immerzu neue Dinge anschaffen und sie aufbewahren. Wahrscheinlich möchten Sie nun sofort mit der Arbeit an Ihren Symptomen und dem Ausräumen beginnen. Zuvor jedoch müssen wir noch Ihre Therapieoptionen erläutern und die Motivationsprobleme erörtern, die möglicherweise Ihren Fortschritten in der Behandlung im Wege stehen.

Wenn ein Patient unser Sprechzimmer betritt, stellen wir ihm zunächst die Frage: *Woher kommen die Gefühle?* Oberflächlich betrachtet, scheint dies eine leichte Frage zu sein, doch einige Menschen haben große Schwierigkeiten, sie zu beantworten. Die Antwort wird bei der Ausgestaltung Ihrer Therapie eine entscheidende Rolle spielen.

Wie lautet Ihre Antwort? Viele Leute antworten: »Aus dem Herzen.« Schön, und von wo dort genau? Gibt es eine Klappe oder Kammer, die für die Gefühle verantwortlich ist? Es tut uns leid, aber wir müssen das verneinen.

Sie brauchen sich nicht zu genieren, wenn Sie ebenso geantwortet haben; Sie sind keineswegs allein. Interessanterweise ist in der Menschheit die Vorstellung, dass die Gefühle aus dem Herzen kommen, weit verbreitet, was sich auch in vielen Redewendungen widerspiegelt. Am Valentinstag schenken wir unseren Lieben herzförmige Pralinen und Süßigkeiten. Doch auch wenn die Gesellschaft das zu glauben scheint, kommen die Gefühle in Wirklichkeit nicht aus dem Herzen.

Wenn Sie geantwortet hätten »aus den Gedanken«, hätten Sie Recht oder zumindest teilweise Recht gehabt. Denn eigentlich sind für unsere Gefühle sowohl unsere Gedanken als auch unser Tun verantwortlich.

Kognitive Verhaltenstherapie

Die Kognitive Verhaltenstherapie, eine Kombination zweier verschiedenartiger Therapieansätze, ist ein praxisnahes, interaktives Verfahren, das Leuten hilft, ihre Zwangsgedanken und Zwangshandlungen infrage zu stellen und zu überwinden.

Verhaltenstherapie

Wenn wir Leuten erzählen, dass eine der Therapien, die wir bei Fällen von zwanghaftem Horten anwenden, die Verhaltenstherapie ist, kommen manchmal Reaktionen wie: *Ich will aber kein Roboter sein* oder *Wird die nicht bei Tieren angewandt?* Leider steht die Verhaltenstherapie nicht immer im besten Ruf. Sie geht auf die Arbeit von Wissenschaftlern zurück, die Experimente mit Tieren durchführten. Aber als die Wissenschaftler die Prinzipien, die sie studierten, besser zu verstehen begannen, wandten sie diese auf Menschen an. Es gibt zwei grundlegende Konzepte in der Verhaltenstherapie: das klassische Konditionieren und das operante, d. h. nicht-reizbezogene Konditionieren.

Der Laie assoziiert die Verhaltenstherapie oft mit Ivan Pavlows 1927 an einem Hund durchgeführtem Experiment. Pavlow beobachtete, dass dem Tier das Wasser im Maul zusammenlief, wann immer er ihm etwas zum Fressen vorsetzte. Er erkannte, dass durch einen äußeren Reiz eine innere Reaktion ausgelöst wurde. Dies nennt man klassisches Konditionieren.

Stellen Sie sich vor, Sie haben einen exzentrischen Freund, der

Ihnen zur Begrüßung stets einen Schlag auf den Arm versetzt. Nach dem ersten Mal hatte Ihr Arm einen blauen Fleck und tat weh. Als Sie dem Freund das nächste Mal begegneten und er seine Hand zur Begrüßung ausstreckte, schraken Sie automatisch zusammen und zogen Ihren Arm zurück. Das taten Sie, weil Sie die Hand Ihres Freundes mit Angst assoziierten und unwillkürlich reagierten.

1938 entdeckte B. F. Skinner, dass Tiere und Menschen entweder auf Verstärkung oder Bestrafung von Seiten der Umwelt reagieren. Dies nennt man operantes Konditionieren. Verstärkung kann von vielen Ursachen ausgehen, darunter Geld, Umarmungen, Küsse, Lob und Nahrung. Sie ist die effektivste Methode, ein Verhalten zu affirmieren. Wenn Sie z. B. Ihrem Hund beibringen wollen, dass er sich hinsetzt, sollten Sie ihm jedes Mal, wenn er Ihrem Befehl »Sitz« gehorcht, eine Freude machen. Je konsequenter und hartnäckiger Sie sein Verhalten verstärken, desto folgsamer wird er sich hinsetzen, wenn Sie es befehlen. Bestrafung wiederum ist die effektivste Methode, ein schlechtes, d. h. unerwünschtes Verhalten zu unterbinden, und kann darin bestehen, dass man jemandem Privilegien entzieht, Geld wegnimmt oder ihn einfach nur anbrüllt.

Wenn Sie selbst Kinder haben, wissen Sie wahrscheinlich bestens, wie Verstärkung und Bestrafung funktionieren. Falls Ihr Kind sich fleißig auf seine Klassenarbeiten vorbereitet und ein gutes Zeugnis nach Hause bringt, verstärken Sie seine Leistungen, indem sie es loben, es länger telefonieren lassen oder ihm Geld geben. Falls jedoch Ihr Kind nicht lernen will und schlechte Zeugnisse bekommt, werden Sie es irgendwie bestrafen, ihm vielleicht die Autoschlüssel wegnehmen oder die Videospiele verbieten. So oder so, Ihre Reaktion wird beeinflussen, wie sich Ihr Kind in Zukunft verhält.

Expositionstherapie mit Reaktionsverhinderung

Diese Behandlungsmethode geht auf das klassische Konditionieren zurück. *Expositionstherapie* bedeutet, dass Sie sich wiederholt Situationen aussetzen, die Ängste auslösen. Dabei bemühen Sie sich, die Zwangshandlungen oder Rituale zu unterlassen, in die Sie normalerweise verfallen würden, um Ängste zu vermindern; dies nennt man *Reaktionsverhinderung.* Sie fragen sich vermutlich, warum in aller Welt Sie das tun sollten. Die Antwort lautet: Wenn Sie der Angst die Chance geben, von selbst zu verschwinden, wird sie dies tun. Man nennt diesen Vorgang Gewöhnung.

Stellen Sie sich vor, an einem heißen Sommernachmittag in einen kalten Swimmingpool zu springen. Wie reagieren Sie zunächst? Sie frieren, aber wenn Sie ein paar Sekunden im Wasser bleiben, gewöhnt sich Ihr Körper an den Temperaturwechsel und Sie nehmen ihn nicht mehr wahr. Ihr Körper gewöhnt sich an die Kälte.

Nehmen wir an, Sie haben Obsessionen oder Zwangsvorstellungen (unerwünschte, störende Gedanken, die große Angst oder Unbehagen hervorrufen), dass Ihr Ehepartner, während Sie bei der Arbeit sind, Ihre Sachen durchforstet und sie ohne Ihre Einwilligung entsorgt. Der innere Zwang, dem Sie nachgeben, um Ihre Angst zu vermindern, drängt Sie, zu Hause anzurufen, um Ihre Frau zu kontrollieren, heimzukehren, um selbst nachzusehen, oder später den Mülleimer zu durchsuchen.

Wenn Sie sich nun erlaubten, die aus der Zwangsvorstellung entstehende Angst zu tolerieren und dem inneren Zwang *nicht* nachzugeben, würde die Angst irgendwann von selbst vergehen. Dies kann allerdings ein sehr schwieriges Unterfangen sein. Wir werden Ihnen in den nächsten Kapiteln helfen, diesen Prozess durchzustehen.

Kognitive Therapie

Vielleicht sagen Sie sich nun: *Na schön, Exposition mit Reaktionsverhinderung klingt ja ganz toll, aber ich habe doch gar keine Zwangsvorstellungen.* Vergessen Sie nicht, dass zwanghaftes Horten oft mit zwanghafter Verhaltensstörung einhergeht, aber auch als solches auftreten kann. Nicht jeder, der Probleme mit Horten hat, leidet unter Zwangsvorstellungen. Hier nun tritt die Kognitive Therapie auf den Plan. Eigentlich kann jeder von ihr profitieren, ob er nun Zwangsvorstellungen hat oder nicht.

Die Kognitive Therapie wurde in den 1960er Jahren von Aaron

Beck als eine kurzfristige Methode zur Behandlung von Depressionen entwickelt. Man brachte den Patienten bei, ihre wenig hilfreichen Gedanken zu erkennen und rationaler zu denken. Andere Forscher entwickelten Variationen der Kognitiven Therapie. Heutzutage werden sie und ihre Varianten angewandt, um Krankheitsbilder wie OCD, Zwangsstörung (Zwangssyndrom), Panikstörung (Paniksyndrom), posttraumatische Stressreaktion (Belastungsstörung), Essstörungen und Persönlichkeitsstörungen zu behandeln (Beck 1995).

Wie Verhaltenstherapie und Kognitive Therapie ineinandergreifen

Unsere Art zu denken bestimmt unsere Art zu empfinden und diese wiederum unsere Art zu handeln. Was wir dann tun, wirkt sich darauf aus, wie wir denken, und beeinflusst dadurch unsere Gefühle und Empfindungen und so weiter und so fort. Oftmals verschlingen sich unsere Gedanken und Handlungen ineinander und laufen spiralförmig entweder in eine positive oder eine negative Richtung. Verwirrend? Nun, wir geben Ihnen sofort ein Beispiel für die Wechselwirkung von Gedanken, Gefühlen und Handlungen.

Stellen Sie sich vor, Sie kommen nach einem harten Arbeitstag nach Hause. Beim Öffnen der Haustür fällt Ihr Blick sofort auf Haufen von Papier und Schachteln, die über den Küchentisch, die Arbeitsflächen und den Fußboden verstreut sind. Sie sagen sich *Die Küche werde ich nie sauber kriegen. Es ist hoffnungslos!* Sofort fühlen Sie sich überwältigt, frustriert und niedergeschlagen. Sie beschließen, sich für zehn Minuten aufs Sofa zu legen. Aber aus den zehn Minuten werden zwanzig, dreißig, vierzig, fünfzig Minuten. Sie sagen sich, dass Sie nun endlich aufräumen sollten, aber Sie schaffen es nicht und fühlen sich noch mieser. Also bleiben Sie noch eine Weile auf dem Sofa liegen, weil es ohnehin egal ist. Später, wenn das Telefon läutet, wird Ihnen klar, dass Sie über zwei Stunden auf dem Sofa verbracht haben. Sie finden sich noch widerlicher, weil Sie nicht aufgestanden sind und aufgeräumt oder zumindest den Versuch dazu unternommen haben, was zur Folge hat, dass Sie noch niedergeschlagener und gelähmter sind. Und so weiter und so fort.

Kommt Ihnen das alles irgendwie bekannt vor? Es ist ein sehr verbreitetes Szenario und ein gutes Beispiel dafür, wie unsere Gedanken, Gefühle und Handlungen untereinander in Verbindung stehen und Einfluss nehmen auf unser Befinden. Wahrzunehmen und zu verändern, was Sie zu sich sagen – Ihr Selbstgespräch – bildet einen wesentlichen Bestandteil der Kognitiven Verhaltenstherapie. Das Zwiegespräch, das Sie mit sich führen, gehört zu den Problemen, die wir angehen werden, um Ihnen zu helfen, rationaler zu denken und anders zu empfinden.

Übung: Werden Sie sich über Ihre Selbstgespräche klar

Schreiben Sie in Ihr Notizbuch die Wörter *denken, fühlen, handeln.* Ziehen Sie nach jedem Wort eine senkrechte Linie bis zum Ende der Seite, sodass eine Tabelle entsteht.

Stellen Sie sich nun vor, Sie befinden sich in einem Zimmer Ihrer Wohnung oder Ihres Hauses. Versuchen Sie, sich das Durcheinander zu vergegenwärtigen. Welche Gedanken kommen Ihnen dabei? Wie fühlen Sie sich? Was tun Sie gewöhnlich, wenn Sie dieses Zimmer betreten? Tragen Sie Ihre Reaktionen in die drei Spalten ein. Führen Sie diese Übung für jedes Ihrer Zimmer durch, in dem Unordnung herrscht.

Die Ziele der Kognitiven Verhaltenstherapie

Wenn Sie die Kognitive Verhaltenstherapie anwenden, werden Sie weiterkommen und Ihre Ziele erreichen können. Unsere Therapie des Messie-Syndroms setzt dem Patienten sieben Ziele. Sollten Ihnen weitere einfallen, so schreiben Sie sie in ihrem Notizbuch auf:

1. Erweitern Sie den funktionalen Wohnraum bei sich zu Hause!
2. Schaffen Sie sich geeignete Stauräume für Ihre Sachen!

3. Korrigieren Sie Ihre irrationalen, oft schädlichen Gedanken!
4. Halten Sie das durch die Therapie Erreichte aufrecht (vermeiden Sie Rückfälle)!
5. Verbessern Sie Ihre persönlichen Beziehungen!
6. Arbeiten Sie an Ihrer Entschlusskraft und Ihrer Organisationsfähigkeit!
7. Verbessern Sie Ihre Lebensqualität!

Selbstmotivation

Seit Sie dieses Buch lesen, fühlen Sie sich vermutlich einigermaßen motiviert, an Ihrem Messie-Syndrom zu arbeiten. Aber Sie hegen vielleicht auch einige Zweifel am Erfolg der Therapie und fragen sich, ob Sie wohl durchhalten und in der Lage sein werden, eine Veränderung herbeizuführen. Möglicherweise haben Sie bereits versucht, Ordnung in Ihr Chaos zu bringen, und niedergeschlagen oder wütend die Waffen gestreckt. Vielleicht haben Sie bereits vergebens versucht, Ihr Verhalten zu ändern, und sind nun skeptisch, ob es Ihnen je gelingen wird. Vielleicht sind Sie durchaus motiviert, an sich zu arbeiten, meinen jedoch, nicht genug Zeit zu haben, um die nötigen Veränderungen vorzunehmen.

Diese Bedenken bezüglich der Motivation (und anderer Aspekte) sind bei Messies sehr verbreitet. Die gute Nachricht lautet, dass wir über einige Strategien und Methoden verfügen, die Ihnen helfen, jenen Bedenken und Zweifeln die Stirn zu bieten und Ihre Motivation zu steigern.

Übung: Was spricht dafür, was dagegen?

Zuerst sollten Sie auflisten, was dafür und was dagegen spricht, dass Sie Ihr Leben ändern. Ziehen Sie auf einem Blatt Papier eine senkrechte Linie und schreiben Sie links davon das Wort *Pro* und rechts davon das Wort *Contra*. Tragen Sie dann in jede Spalte alle Argumente ein, die Ihnen in den Sinn kommen. Hier nur einige Beispiele:

Pro

- Ich habe mehr Bewegungsraum.
- Ich kann meine Fußböden wieder sehen.
- Ich kann auf dem Sofa sitzen, die Füße auf den Couchtisch legen und fernsehen.
- Meine Familie wird mich mehr unterstützen.
- Ich kann wieder Freunde zu mir nach Hause einladen.

Contra

- Ich werde meine Sachen sehr vermissen.
- Ich werde mir Sorgen machen und geknickt und frustriert sein.
- Ich werde es vermissen, nicht mehr Shoppen gehen und mir die Dinge kaufen zu können, die ich brauche.

Motivationsstrategie: Sagen Sie sich: »Ich arbeite nicht auf verschiedenen Baustellen!«

Falls Sie hin und wieder mit dem Auto durch Großstädte fahren, wissen Sie, dass an dortigen Straßen, Alleen und Fahrbahnen häufig Bauarbeiten vorgenommen werden. In manchen Großstädten hat man das Gefühl, dass anscheinend kein wohl durchdachter Plan existiert, wie und in welchem Zeitraum die Projekte ausgeführt werden sollen. Daher passieren Sie an manchen Tagen auf einer Strecke von dreißig Kilometern bis zu zehn verschiedene Baustellen. Der Staat fängt ein neues Projekt an, merkt dann, dass zuerst drei Kilometer weiter etwas fertiggestellt werden muss, ehe das gegenwärtige Bauvorhaben weitergehen kann. Man scheint von einem Bauvorhaben zum andern zu springen, ohne an einer bestimmten Baustelle tatsächliche Fortschritte zu machen. Das ist für Autofahrer sehr frustrierend.

Dieses Verfahren gleicht dem Phänomen des Durchwühlens, das wir im 2. Kapitel erwähnten und das eine der weit verbreiteten Ursachen dafür ist, dass Messies frustriert auch noch den letzten Rest ihrer Motivation verlieren. Wenn Sie Ihr Durcheinander erfolgreich bekämpfen möchten, müssen Sie sich einen Bereich nach dem andern vornehmen. Sonst drohen Sie sich zu verzetteln.

Indem Sie sich vorsagen, nicht auf verschiedenen Baustellen zu arbeiten, konzentrieren Sie sich auf das, was Sie gerade tun, und werden Ihre »Baustelle« erst verlassen, wenn das Projekt beendet ist. Dies ist zum einen eine Motivationsstrategie, da sie Ihre Aufgabe überschaubarer macht, und zudem noch eine psychotherapeutische Behandlungsstrategie, die wir im 6. Kapitel eingehender erörtern werden.

Motivationsstrategie: Setzen Sie sich realistische Ziele

Eine der häufigsten Fallen, in die Messies tappen, ist, dass sie sich unrealistische Ziele setzen. Wenn Sie z. B. jemals versucht haben, ein ganzes Zimmer (oder sogar Ihre gesamte Wohnung) am Morgen in Angriff zu nehmen, mit der Erwartung, am Abend desselben Tages alles aufgeräumt und gereinigt zu haben, waren Sie wahrscheinlich hinterher demoralisiert, enttäuscht oder wütend.

Sie müssen sich realistische und erreichbare Ziele setzen, gleichgültig was Sie sich in Ihrem Leben vornehmen. Das gilt auch und vor allem für das Aus- und Aufräumen einer im Chaos versinkenden Wohnung. Um dieses Buch zu schreiben, benötigten wir z. B. ein Jahr. Obwohl wir das Material sehr gut kannten, brauchten wir lange Zeit, um es in eine für den Leser verständliche Form zu bringen. Wir setzten uns wöchentlich zusammen und steckten uns bis zum nächsten Treffen realistische Ziele. Eines bestand darin, fünf Seiten pro Woche zu schreiben. Wie, glauben Sie, wäre uns zumute gewesen, wenn wir uns stattdessen vorgenommen hätten, in einer Woche fünf Kapitel zu Papier zu bringen? Wahrscheinlich wären wir überfordert, frustriert und ungehalten gewesen.

Motivationsstrategie: Halten Sie sich an die Regel »Erst die Arbeit, dann das Vergnügen«

Als Sie versuchten, in Ihrer Wohnung Ordnung zu schaffen, sind Sie vielleicht noch in eine andere Falle getappt und haben sich eingeredet, das Chaos »später« aufzuräumen. Das Premack-Prinzip der Verhaltenstherapie besagt, dass Sie eine Aufgabe am erfolgreichsten bewältigen, wenn Sie sie sofort erledigen und sich hinterher mit einer angenehmen Tätigkeit belohnen. Man nennt das zuweilen »Großmutters Regel«, nach dem alten Sprichwort »Erst die Arbeit, dann das Vergnügen«.

Denken Sie darüber nach. Wie groß ist die Wahrscheinlichkeit, dass ein Kind für eine Klassenarbeit lernt, nachdem es sich mit Videospielen die Zeit vertrieben hat? Nicht sehr groß. Viel sinnvoller ist es, ihm die Videospiele als Belohnung für seinen Fleiß anzubieten, denn so ist das Kind erheblich stärker zum Lernen motiviert, weil die Belohnung folgen wird.

Übung: Womit können Sie sich belohnen?

Diese Übung eignet sich gut dazu, die beiden oben genannten Motivationsstrategien miteinander zu verbinden. Schauen Sie in Ihren Terminkalender und reservieren Sie sich etwas Zeit für das Behandlungsprogramm (später reden wir darüber, was Sie in dieser Zeit tun sollen). Sie brauchen kein Jahr, keinen Monat, ja nicht einmal eine ganze Woche. In nur dreißig Minuten täglich können Sie Fortschritte machen. Tragen Sie in Ihr Notizbuch die Tage und Stunden ein, die Sie der Behandlung widmen möchten. Listen Sie auf der nächsten Seite auf, womit Sie sich *nach* einer erledigten Aufgabe belohnen möchten. Dabei muss es sich gar nicht um großartige Belohnungen handeln, es können ganz einfache Dinge oder Aktivitäten sein, die Ihnen Freude machen. Da es manchen Leuten schwerfällt, sich mögliche Belohnungen vorzustellen, führen wir im Anschluss einige Beispiele an.

- Dreißig Minuten fernsehen
- Ihr Leibgericht essen
- Einen Freund anrufen
- Ein Buch, eine Zeitung oder Zeitschrift lesen
- Einen Spaziergang machen

Medikamentöse Therapie

Wir glauben, dass Sie von dem Therapieprogramm, das wir in diesem Buch skizzieren, profitieren werden. Die Kognitive Verhaltenstherapie bildet den Kern der Behandlung. Uns ist klar, dass es Ihnen nicht leicht fallen wird, sich an die Vorgaben zu halten, zumal, wenn Sie schon seit langem mit dem Messie-Syndrom leben. Deshalb haben wir hier Techniken und Vorschläge aufgenommen, die Ihnen Hilfestellungen geben sollen.

Es mag jedoch noch andere Faktoren als die Motivationsproblematik geben, aufgrund derer Sie Schwierigkeiten haben, die Behandlung durchzuziehen. Falls Sie eine der folgenden Beschwerden oder Symptome an sich wahrnehmen, sollten Sie vielleicht einen Psychiater aufsuchen und unter dessen Aufsicht die Einnahme von Medikamenten in Erwägung ziehen:

- Stark depressive Stimmung
- Drogen- oder Alkoholabhängigkeit oder -missbrauch
- Extreme Angstzustände (wie etwa Panikattacken oder Platzangst)
- Selbstmordgedanken oder die Neigung, sich selbst Verletzungen beizubringen
- Leichte oder schwere Symptome einer Zwangsstörung, die nicht mit dem Horten zusammenhängt (Waschzwang, zwanghaftes Überprüfen von Schlössern oder Türen)
- Halluzinationen oder Wahnvorstellungen

Dieser Abschnitt über Medikamente zur Behandlung von zwanghaftem Horten soll nur als Leitfaden dienen. Wenn Sie der Meinung sind, dass Ihnen eine medikamentöse Behandlung helfen könnte, empfehlen wir Ihnen dringend, die Hilfe eines Psychiaters in Anspruch zu nehmen.

Ob Sie es glauben oder nicht: Eines der ersten Mittel, die zur Behandlung von psychischen Störungen angewandt wurden, war Marihuana, das man in Frankreich seit den 1850er Jahren psychisch

Kranken verabreichte. Seitdem kam eine Vielzahl von Psychopharmaka auf den Markt.

Allerdings gibt es bis heute noch keine speziellen Medikamente gegen das Messie-Syndrom. Der medizinische Ansatz in der Behandlung von Messies beruht auf der Prämisse, dass Zwangsstörungen und zwanghaftes Horten verwandte Phänomene sind.

Die heute gängigen Psychopharmaka lassen sich in fünf verschiedene Kategorien einteilen: Antidepressiva, Antipsychotika, Antikonvulsiva, angstlösende Mittel (darunter auch Hypnotika oder Schlafmittel) und Anregungsmittel. Alle diese Medikamente beeinflussen die Gehirntätigkeit, indem sie entweder Übererregbarkeit vermindern oder mangelnde Erregbarkeit stimulieren.

Wann auch immer Sie sich mit dem Gedanken tragen, es mit einer medikamentösen Behandlung zu versuchen, gilt es sechs wichtige Fragen zu bedenken:

1. Warum nehmen Sie das entsprechende Medikament oder wie lautet die klinische Indikation?
2. Welche Dosierung ist für Sie am besten geeignet?
3. Welche Komplikationen könnten sich ergeben, wenn Sie das Medikament während der Schwangerschaft nehmen?
4. Welche anderen Medikamente nehmen Sie ein und zu welcher Wechselwirkung könnte es mit dem neuen Medikament kommen?
5. Welche Vergiftungserscheinungen (mit vielleicht tödlichen Folgen) könnten bei Missbrauch (oder einer Überdosierung) des Medikaments auftreten?

Des Weiteren sind die Kosten zu berücksichtigen, welche eine medikamentöse Behandlung mit sich bringt. Auf dem hart umkämpften Pharmamarkt ändern sich die Preise für Medikamente ständig, und manche können recht teuer sein. Informieren Sie sich daher, ehe Sie mit der Einnahme beginnen, eingehend über die zu erwartenden Kosten und fragen Sie Ihren Ansprechpartner bei der Krankenkasse, inwieweit diese die anfallenden Rezeptkosten trägt. Viele Medikamente sind heute als kostengünstigere Generika erhältlich. Erkundigen Sie sich bei Ihrem Psychiater, ob es ein für Sie geeignetes Generikum gibt. Es kann sein, dass Ihre Krankenkasse nur für das entsprechende Generikum aufkommt.

Antidepressiva

Sie brauchen nicht unter Depressionen zu leiden, um Antidepressiva einzunehmen, die häufig auch gegen Angst, Schlaflosigkeit, Schmerzen und eine ganze Reihe anderer Probleme verschrieben werden. Die Geschichte der uns heute bekannten Antidepressiva beginnt in den 1950er Jahren. Es leiden mehr Menschen an Depressionen als an irgendeiner anderen Krankheit.

Antidepressiva sind die gängigen Medikamente bei der Behandlung von Zwangssyndromen oder verwandten psychischen Störungen. Sie wirken, indem sie die Reaktion auf einen äußeren Einfluss steigern, der einen positiven oder euphorischen Stimmungswandel auslöst. Diese Drogen manipulieren die Verfügbarkeit der beiden wichtigsten, bereits im 1. Kapitel erwähnten Neurotransmitter, Serotonin und Noradrenalin, die mit den Steuerungsmechanismen von Depression und Angst verbunden zu sein scheinen.

Antidepressiva werden in der Regel gegen chronische Depression, Zwangssyndrome, Angststörungen (darunter Panikattacken, Platzangst), Essstörungen (Anorexia nervosa und Bulimie), Pseudodemenz, Bettnässen und Alpdruck verschrieben.

Es gibt drei Gruppen von Antidepressiva: selektive Serotonin-Wiederaufnahmehemmer, Trizyklide und MAO-Hemmer.

Selektive Serotonin-Wiederaufnahmehemmer

Sie beeinflussen den Serotoninhaushalt des Gehirns und erfreuen sich derzeit großer Beliebtheit, weil sie angeblich weniger Nebenwirkungen haben als Trizyklide und MAO-Hemmer. Vielleicht kennen Sie jemanden, der einen der weit verbreiteten selektiven Serotonin-Wiederaufnahmehemmer einnimmt. Einige dieser Medikamente müssen einmal täglich, andere sogar nur einmal wöchentlich eingenommen werden in flüssiger oder in Pillenform.

Trizyklide

Trotz der gegenwärtigen Beliebtheit der selektiven Serotonin-Wiederaufnahmehemmer werden die trizykliden Antidepressiva wieder populär, weil sie sehr wirksam sind. Gegen zwanghaftes Horten wird man Ihnen höchstwahrscheinlich Anafranil® verschreiben. Es ist schon sehr lange auf dem Markt und war das erste Medikament, das für die Behandlung von Zwangsstörungen geeignet schien. Obwohl es sich dabei um ein trizyklides Medikament handelt, gilt es zum Teil als Serotonin-Wiederaufnahmehemmer. Mit anderen Worten, es wirkt in etwa wie ein solcher.

MAO-Hemmer

Diese Antidepressiva wirken, indem sie das Enzym Monoaminooxidase (daher die Bezeichnung MAO) blockieren. Ein MAO-Hemmer wird verschrieben, wenn ein Patient Antidepressiva der beiden zuerst genannten Gruppen nicht verträgt. Ein selektiver Serotonin-Wiederaufnahmehemmer sollte nicht zusammen mit einem MAO-Hemmer verabreicht werden, weil sonst der Blutdruck in gigantische Höhen steigen könnte. Wenn Sie MAO-Hemmer nehmen, sollten sie eine spezielle Diät einhalten und eine Substanz mit dem Namen Tyramin meiden (enthalten in altem Käse, luftgetrockneten Würsten, Bohnen, Sauerkraut, Schokolade, chinesischem Essen und einigen alkoholischen Getränken), damit Ihr Blutdruck nicht steigt.

Die häufigsten Nebenwirkungen

Viele Leute machen sich Sorgen wegen unerwünschter Nebenwirkungen, wenn sie in Erwägung ziehen, ein neues Medikament einzunehmen. Zwar führt der Beipackzettel eine ganze Reihe von Nebenwirkungen auf, doch sollten Sie nicht vergessen, dass nicht jeder Patient davon betroffen sein wird. Die meisten Nebenwirkungen verschwinden ohnehin innerhalb weniger Tage, wenn sich der Körper an das Medikament gewöhnt hat. Die häufigsten Nebenwirkungen bei der Einnahme von Antidepressiva sind Ohnmacht, niedriger Blutdruck, Mundtrockenheit, Verstopfung, Gewichtszunahme, sexuelle Störungen, u.a. Orgasmusschwierigkeiten, Leberschäden, Probleme beim Wasserlassen und möglicherweise grüner Star. Das klingt beängstigend, aber bedenken Sie, dass man etwas gegen diese Nebenwirkungen unternehmen kann, wenn sie sich einstellen. Ihr Arzt wird Ihre Medikamente mit anderen kombinieren, die Dosis verringern, Ihnen ein ganz anderes Medikament verschreiben oder etwas geben, das die Nebenwirkungen eindämmt.

Gibt es nützliche natürliche Substanzen?

Es gibt einige natürliche Substanzen mit depressionslindernden Eigenschaften, etwa Vitamin B6 und Aminosäuren wie L-Tryptophan und DL-Phenylalanin. Ein anderes natürliches Antidepressivum findet sich im Johanniskraut. Dieses und ähnliche Kräuter werden in der Regel angewandt, um leichte Depressionen zu behandeln, und die Fachliteratur ist hinsichtlich ihrer Wirksamkeit noch zu keinem Ergebnis gekommen. Wie sich die Einnahme von Johanniskraut auf zwanghaftes Horten auswirkt, wurde noch nicht erforscht.

Bevor Sie in Ihr Reformhaus eilen, sollten Sie jedoch den Rat eines Psychiaters einholen. Auch wenn ein Produkt als »natürlich« oder »pflanzlich« verkauft wird, ist und bleibt es eine Chemikalie und kann durchaus Nebenwirkungen, ja sogar Vergiftungen mit fatalen Folgen hervorrufen. Deshalb seien Sie bitte vorsichtig.

Antipsychotika

Antipsychotika sind Medikamente, die im Gehirn den Pegel und die Verfügbarkeit von Neurotransmittern, vor allem Dopamin und Serotonin, verändern. Die ersten Antipsychotika tauchten Anfang der

1950er Jahre auf und haben sich im Lauf der Jahre weiterentwickelt. Primär werden sie bei Psychose-Patienten angewandt. Ihr Arzt verschreibt Ihnen jedoch vielleicht ein solches Medikament in schwacher Dosierung, um Ihnen zu helfen, Ihr Messie-Syndrom aus einem anderen Blickwinkel zu betrachten.

Wenn Sie beispielsweise fest davon überzeugt sind, nichts zu sein ohne Ihre Besitztümer, wenn Sie glauben, Ihr Besitz definiere Sie vollständig, sehen Sie in Ihrem Durcheinander kein Problem und machen andere für Ihre Unfähigkeit verantwortlich, Ihre Sachen in Ordnung zu bringen. In einem solchem Fall mag ein Antipsychotikum hilfreich sein. Es würde Ihnen nicht nur eine andere Perspektive eröffnen, sondern tatsächlich helfen, das Problem besser anzugehen.

Wenn Ihr Horten für Sie kein Problem darstellt, die daraus entstandene Unordnung jedoch Ihr Leben ernsthaft beeinträchtigt (Ihr Ehepartner verlässt Sie oder Ihre Familie ist in Gefahr), dann können Ihnen Antipsychotika zur Einsicht verhelfen. Mit anderen Worten: Wenn Sie überhaupt keine Zweifel an Ihrem Verhalten haben und hundertprozentig überzeugt sind, ohne Ihren Kram todunglücklich zu sein, dann kann ein gegen Psychosen eingesetztes Medikament bewirken, dass Sie Ihre Haltung leichter infrage stellen. Höchstwahrscheinlich müssten Sie nur eine kleine Dosis davon einnehmen, vermutlich in Verbindung mit einem Antidepressivum.

Bei sehr geringen Dosierungen riskieren Sie keine größeren Nebenwirkungen wie Muskelkontraktion, Parkinson (Zittern, schlurfender Gang), niedrigen Blutdruck, Mundtrockenheit, Verstopfung, getrübtes Sehvermögen, verstopfte Nase und Sedierung.

Antikonvulsiva

Antikonvulsiva werden gegen Stimmungsschwankungen verschrieben. Wenn Sie zu jenen Messies gehören, deren Stimmungsbarometer steigt und fällt, und Sie Ihren wechselnden Gemütszuständen hilflos ausgeliefert sind, rät man Ihnen möglicherweise zur Einnahme eines Antikonvulsivums zusammen mit einem Antidepressivum. Als Nebenwirkungen können niedriger Blutdruck, Schwindelgefühl, Ekelgefühl, Durchfall, Verstopfung und Mundtrockenheit auftreten.

Angstlösende Mittel

Sie haben wahrscheinlich schon Filme gesehen, in denen Leute einander Valium anbieten, um zu entspannen, mit Stress fertig zu werden und über eine Beziehung oder irgendeine Notlage hinwegzukommen. In der Tat werden gegen derlei Symptome angstlösende Medikamente verschrieben. Der Arzt verordnet Sie Ihnen, wenn Sie nicht schlafen können, unter großem Stress stehen, wegen Ihres Hortens Probleme mit der Familie haben, sich allgemein Sorgen machen oder Ihnen etwas Schlimmes zugestoßen ist.

Angstlösende Mittel zielen nicht speziell auf Ihr Gefühl ab, an Ihrem Besitz festhalten zu müssen, aber sie können sehr hilfreich sein, wenn Sie in übermäßige Ängste geraten, weil Sie bestimmte Dinge wegwerfen sollen. Mögliche Nebenwirkungen von Angstlösern sind niedriger Blutdruck, Schwindelgefühl, Herzrasen, unregelmäßiger Puls, Mundtrockenheit, Durchfall und Menstruationsstörungen. Auch wenn Sie Schlafprobleme haben, sollten Sie nicht über einen längeren Zeitraum Schlaftabletten einnehmen, weil sie abhängig machen können. Die meisten Schlafprobleme gehen ohnehin auf Depressionen und Ängste zurück.

Anregende Mittel

Bei Kindern verlangsamen Anregungsmittel die Erregbarkeit des Gehirngewebes; bei Erwachsenen erhöhen sie umgekehrt die zerebrale Erregbarkeit. Sie fragen sich vielleicht, warum man Ihnen ein solches Mittel gegen Ihr Messie-Syndrom verschreibt. In einigen Fällen scheint zwanghaftes Horten mit einer Aufmerksamkeitsstörung einherzugehen. Gegen Aufmerksamkeitsstörungen werden gewöhnlich Anregungsmittel verabreicht. Das heißt nicht, dass Sie unter Aufmerksamkeitsdefiziten leiden, wenn Sie ein Messie sind, und es bedeutet auch nicht, dass eine Aufmerksamkeitsstörung die Ursache für Ihr zwanghaftes Horten ist.

Falls jedoch Ihre Symptomatik mit einem Aufmerksamkeitsdefizit verbunden ist, mag ein Anregungsmittel therapeutisch sinnvoll sein. Möglicherweise auftretende Nebenwirkungen sind Gewichtsverlust, Reizbarkeit, Schlaflosigkeit, Übelkeit, Herzrasen, Schwindelgefühl und Verstopfung.

Die medikamentöse Behandlung von zwanghaftem Horten ist relativ neu, und die Heilerfolge sind eher bescheiden. Für die meisten Patienten dürfte wohl eine Verbindung kognitiver Verhaltensstrategien mit einem der hier vorgestellten Medikamente angezeigt sein.

5. Kognitive Strategien

Ändere Dein Denken und Du änderst die Welt.
Norman Vincent Peale

Nun, da Sie wissen, welche therapeutischen Möglichkeiten es für das Messie-Syndrom gibt, sind Sie bereit, mit der aktiven Behandlungsphase zu beginnen. In diesem Kapitel werden Sie lernen, sich Ihrer Gedanken, die aller Wahrscheinlichkeit nach schon seit langem um Ihren Besitz und Ihr zwanghaft hortendes Verhalten kreisen, bewusst zu werden und sie besser zu verstehen. Diese Gedanken infrage zu stellen und somit Ihre Gefühle und Verhaltensmuster zu ändern, kann allerdings oft ein schwieriger und anstrengender Prozess sein.

Zur erfolgreichen Überwindung Ihres zwanghaften Hortens ist es von entscheidender Bedeutung, dass Sie die in diesem Kapitel erörterten Konzepte und Strategien begreifen. Daher müssen Sie es vielleicht mehrmals durchlesen und die Methoden solange einüben, bis Sie mit ihnen vertraut und von ihnen überzeugt sind. Wenn Sie zu schnell von diesem zum nächsten Kapitel übergehen, könnte der Behandlungserfolg darunter leiden.

Eigene Denkmuster erkennen

Ein wesentliches Anliegen der kognitiven Verhaltenstherapie ist, den Patienten dazu zu bewegen, sich seiner Gedanken bewusst zu werden. Gedanken stellen sich oft so unwillkürlich ein, dass man ihrer gar nicht gewahr wird. Jeder Mensch führt in der Regel Selbstgespräche, ohne dies immer zu registrieren. Wenn Sie die meiste Zeit Ihres Lebens in einem bestimmten Denkmuster verharren, wird es ein Teil von Ihnen. Sie achten nicht besonders darauf und können sich keine andere Denkweise mehr vorstellen.

Mit anderen Worten, wenn Ihnen irgendetwas zustößt, führen Sie Ihre Befindlichkeit, Ihre Unruhe, Ihren Ärger, Ihre Verletztheit oder Ihr Glücklichsein auf dieses Ereignis zurück. Doch das ist nur deshalb so, weil Sie sich Ihres Denkvorgangs in dieser konkreten Situation nicht bewusst sind. Wir werden Ihnen zeigen, dass Ihre Überzeugungen, Einstellungen, Wertvorstellungen und Ihre Bewertung des Ereignisses – und nicht das Ereignis, der Vorfall selbst –, Sie veranlassen, eine bestimmte Gefühlsregung zu erleben und sich so oder so zu verhalten.

Sie mögen sich einreden, dass Sie in einer bestimmten Situation gar nicht weiter überlegen, sondern nur reagieren. Wenn jedoch die Umwelt die Macht hätte, eine bestimmte Gefühlsregung in Ihnen auszulösen, dann wäre diese bei jedermann in ein und derselben Situation identisch. Aber wir wissen ja, dass verschiedene Menschen in gleichen Situationen unterschiedlich reagieren.

Es gehen Ihnen immer Gedanken durch den Kopf, ob Sie sich ihrer bewusst sind oder nicht. Bei unbewussten Gedanken handelt es sich höchstwahrscheinlich um *automatische Gedanken* (auch Zwangsgedanken genannt), die wir schon so oft zuvor gehabt haben, dass wir ihnen keine große Aufmerksamkeit mehr schenken. Daher scheint es uns so, als reagierten wir nur, anstatt zu denken.

Wenn sich Ihnen schädliche, irrationale oder falsche Gedanken aufdrängen, fühlen Sie sich wahrscheinlich nicht gut. Sie sind niedergeschlagen, verlegen, wütend oder zerknirscht, ohne eigentlich zu begreifen, warum.

Denken Sie darüber nach. Wenn Sie ein negatives Selbstgespräch führen, fühlen Sie sich hinterher vermutlich schlecht. Wie oft haben Sie sich mit jemandem gestritten und sich während des Streits und hinterher toll gefühlt? Ihr innerer Dialog wird die Art und Weise, wie Sie sich fühlen, stark beeinflussen – unabhängig davon, ob Sie sich dieses Selbstgesprächs bewusst sind oder nicht.

Die Kognitive Verhaltenstherapie soll Ihnen helfen, Situationen zu erkennen, die unangenehme automatische Gedanken aufkommen lassen können. Des Weiteren will sie Ihnen Denkfehler vor Augen führen, auf denen solche unangenehmen Gedanken beruhen. Sie will Sie in die Lage versetzen, diese Gedanken zu hinterfragen. Wenn Sie dies tun, werden sich Ihre Laune, Ihre Selbstachtung, Ihr Selbstvertrauen und Ihre Motivation verbessern.

Der erste Schritt besteht darin, sich über Situationen klar zu werden, die jene automatischen Gedanken in Ihnen auslösen. Der Kognitiven Verhaltenstherapie liegt die Idee zugrunde, dass Ihre Emotionen, Gedanken und Überzeugungen ineinander verflochten sind. Ihre Gedanken sind vorhersehbare und logische Reaktionen auf bestimmte Situationen. Sie haben bestimmte Denkmuster, die auf Ihren Einstellungen und Überzeugungen beruhen. Sobald Sie sich Ihrer Denkmuster bewusst geworden sind, können Sie die daraus resultierenden Zwangsgedanken verändern, indem Sie sie aus einem neuen Blickwinkel betrachten. Danach werden Sie sich besser fühlen.

Ausgelöst werden Gedanken entweder durch eine bestimmte Situation, in der Sie sich befinden oder die Sie sich vorstellen. Oftmals kommen einem Bilder und Szenen in den Sinn, die so suggestiv und realistisch sind, als befände man sich tatsächlich in der Situation. Schließen Sie die Augen und stellen Sie sich z. B. vor, auf einen ruhigen See zu blicken. Welche Gefühle löst das Bild in Ihnen aus? Welche Gedanken gehen Ihnen dabei durch den Kopf? Empfinden Sie Gelassenheit oder Glückgefühle, so dachten Sie vielleicht an positive Kindheitserinnerungen oder daran, wie schön das Leben sein kann. Ist Ihnen jedoch traurig oder ängstlich zumute, so assoziierten Sie mit dem imaginierten See möglicherweise das Gefühl des Verlassenseins und die Angst vor dem Ertrinken. Sie sehen also, dass vorgestellte oder wirkliche Situationen ganz unterschiedliche Emotionen auslösen können, je nachdem, was Sie mit ihnen assoziieren.

Stellen wir uns nun vor, Sie kehren von einem Arztbesuch nach Hause zurück. Welcher Gedanke geht Ihnen durch den Kopf, wenn Sie

Ihre Haustür aufschließen? Vielleicht einer der folgenden: *Schau Dir diese Unordnung an! Ich bin ein solcher Versager* oder *Nie werde ich in der Lage sein, das ganze Durcheinander aufzuräumen* oder *Dieses Horten bringt mich noch um* oder *Wenn meine Familie mehr mithelfen und ihr Zeug wegräumen würde, hätten wir keine derartige Unordnung.* Dies sind typische Zwangsgedanken, die sich aufdrängen, wenn man auf das durch Horten verursachte Chaos blickt.

Welche Empfindungen würden solche Gedanken bei Ihnen auslösen? Ohnmacht, Niedergeschlagenheit, Traurigkeit, Scham oder Wut? Vielleicht haben Sie schon einmal die folgende Erfahrung gemacht: Sie sind außer Haus und überlegen, wo sie einen bestimmten Gegenstand hingelegt haben könnten oder ob Ihre Sachen bei Ihrer Rückkehr noch genau dort liegen, wo Sie sie zurückgelassen haben. Die Folge sind dann Gedanken wie: *Hoffentlich hat meine Frau während meiner Abwesenheit nichts verräumt. Das ist einfach unfair! Die anderen sollten meine Sachen achten und nicht anrühren.* Dann sind Sie wütend.

Je weniger Sie an der Richtigkeit solcher Gedanken zweifeln, desto heftiger und zerstörerischer werden die daraus resultierenden Emotionen.

Hier sind Beispiele von Situationen, die bei Ihnen automatische Gedanken und die entsprechenden negativen Emotionen auslösen könnten:

- Unordnung betrachten
- Einen Flohmarkt besuchen
- Im Supermarkt einkaufen
- Kleidung kaufen gehen
- Einen Werbeprospekt in die Hand gedrückt bekommen

Wenn Sie sich in solchen und ähnlichen Situationen befinden, die unwillkürliche Gedanken hervorrufen, so sind letztere wahrscheinlich irgendwie falsch oder irrational. Denn es kommt sehr selten vor, dass Menschen solche Zwangsgedanken haben, die durch und durch oder eindeutig der Realität entsprechen.

Nehmen Sie z. B. den automatischen Gedanken, Sie seien ein Versager, weil bei Ihnen ein fürchterliches Durcheinander herrscht. Trifft dieser Gedanke wirklich hundertprozentig zu? Wenn ja, dann bemisst sich Ihr Selbstwert einzig und allein danach, ob Sie in Unordnung leben oder nicht. Wie müssten dann Menschen ohne Messie-Syndrom Ihren Selbstwert bemessen? Gewiss sind nicht alle, die nicht horten, »Siegertypen«, nur weil sie nicht horten.

Die Logik sagt uns, dass es außer dem Messie-Syndrom viele Möglichkeiten gibt, den Selbstwert zu bemessen, darunter Ihr Mitgefühl für andere, Ihre Vertrauenswürdigkeit, Ihr Sinn für Humor und vieles mehr. Wie Sie sehen, ist der Gedanke, ein Versager zu sein, lediglich ein Gedanke. Ihre Gedanken sind nicht automatisch wahr, nur weil sie sich automatisch einstellen.

Versuchen Sie, sich dies anhand eines anderen Beispiels zu vergegenwärtigen, das nichts mit dem Horten zu tun hat. Falls Sie Angst vorm Fliegen haben und das Flugzeug, in dem Sie sitzen, in Turbulenzen gerät, welche Gedanken gehen Ihnen dann durch den Kopf? Sie denken vermutlich, dass das Flugzeug gleich abstürzen und Sie mit in die Tiefe und somit in den sicheren Tod reißen wird. Heißt das, dass das Flugzeug tatsächlich abstürzt, weil Sie diese Gedanken hegen? Selbstverständlich nicht. Wenn Sie einen Fachmann um eine Liste von Gründen für einen Flugzeugabsturz bitten, werden Sie automatische Gedanken garantiert nicht darauf verzeichnet finden.

Leider gilt die Tatsache, dass automatische Gedanken nicht automatisch wahr sind, auch für positive Gedanken. Selbst wenn Sie sich einreden, eine Million Dollar in Ihrer Geldbörse zu haben, und diesen Gedanken zehnmal wiederholen, werden Sie diesen Betrag nicht dort finden. Gedanken sind und bleiben eben nur Gedanken.

Übung: Nennen Sie Alltagssituationen, die bei Ihnen Zwangsgedanken auslösen

Versuchen Sie, diese Übung über mehrere Tage durchzuführen. So erhalten Sie einen besseren Einblick in Ihre eigenen Gedanken und Empfindungen.

Teilen Sie eine Seite in Ihrem Notizbuch in drei Spalten ein und überschreiben Sie diese mit »Situation«, »Gemütsbewegung« und »Zwangsgedanke«. Tragen Sie in der ersten Spalte eine Situation ein, die bei Ihnen eine bestimmte emotionale Befindlichkeit und automatische Gedanken hervorruft. Führen Sie dann in der Spalte »Gemütsbewegung« die Gefühle und Empfindungen auf, die Sie in dieser Situation erleben und stufen Sie deren Intensität auf einer von 1 bis 100 reichenden Skala ein. Notieren Sie in der dritten Spalte die Zwangsgedanken, die jene Situation in Ihnen auslöst, und beschreiben Sie sie so genau wie möglich. Wiederholen Sie den Vorgang für jede Situation, die Ihnen in diesem Zusammenhang einfällt.

Denkfehler

Da Sie nun eine Vorstellung haben, welche Situationen bei Ihnen automatische oder Zwangsgedanken auslösen, können Sie den nächsten Schritt in Ihrer kognitiven Therapie tun. Wie schon erwähnt, sind solche unwillkürlichen Gedanken nicht selten unangemessen oder irrational, denn sie beruhen auf falschen Denkmustern. Mit ihnen werden wir uns in diesem Abschnitt beschäftigen und erläutern, wie sie mit dem Messie-Syndrom zusammenhängen können.

Alles-oder-Nichts–Denken

Alles-oder-Nichts-Denken oder auch Schwarz-Weiß-Denken bezeichnet die Tendenz, in Extremen zu denken. Obwohl jeder von uns manchmal in dieses Muster verfällt, ist es vor allem bei Leuten mit zwanghaften Persönlichkeitsstörungen und Messie-Syndrom anzutreffen. Es ebnet den Weg zum Perfektionismus. Wenn Sie die selbst gesetzten Erwartungen nicht erfüllen, reden Sie sich vielleicht ein, Sie seien wertlos oder Ihr Leben habe keinen Sinn. Leute, die nach Perfektion streben, sind tendenziell unglücklich, weil Sie ihre hochgesteckten Ziele nie erreichen. Die Folge sind in der Regel Depressionen oder Minderwertigkeitsgefühle.

Beispiele:

- Ohne diesen Besitz ist mein ganzes Leben sinnlos.
- Wenn ich etwas wegwerfe, bin ich ein Dummkopf (oder ein Versager oder ein Nichtsnutz).
- Wenn ich für diesen Gegenstand nicht den idealen Platz finde, fühle ich mich miserabel.

Übergeneralisierung

Von Übergeneralisierung spricht man, wenn Sie eine negative Erfahrung als den Beweis für eine Ihr ganzes Leben durchziehende Pechsträhne interpretieren. Sie sind der Meinung, dass Ihnen immerzu schlimme Dinge zustoßen und nur selten, wenn überhaupt, etwas Positives eintritt, weil Sie sich ausschließlich auf die negativen Aspekte von Erlebnissen und Erfahrungen konzentrieren.
Beispiele:

- Meine Wertmarken für den Supermarkt waren verfallen, also musste ich für die Lebensmittel den vollen Preis bezahlen. Ich habe immer nur Pech.
- Ich habe einmal einen wertvollen Gegenstand weggeworfen. Wenn ich nicht äußerst vorsichtig bin, wird mir das immer wieder passieren.

Selektive Abstraktion

Von selektiver Abstraktion ist die Rede, wenn Sie sich bei einem Erlebnis oder einer Erfahrung ein einziges negatives Detail herauspicken und sich solange darüber aufregen, bis Ihnen das ganze Erlebnis oder die ganze Erfahrung vergällt ist.
Beispiele:

- Ich habe die gesamte Post von heute weggeräumt, bis auf diese eine Versicherungsrechnung, weil ich mich nicht entscheiden konnte, was ich mit ihr machen soll. Ich bin eine derartige Niete! Nicht einmal aus einer simplen Rechnung werde ich schlau.

- Das meiste Zeug auf meinem Bett habe ich aufgeräumt, aber es liegt noch immer ein Haufen Klamotten herum, die weggeschafft werden müssten. Ich kriege das nie hin.

Positives entwerten

Diesen Denkfehler begehen Sie dann, wenn Sie positive Erfahrungen mit der Begründung verwerfen, sie zählten nicht, man habe ohnehin nichts anderes von Ihnen erwartet, Sie hätten nur Glück gehabt und sie nicht aufgrund Ihrer Leistung oder Tüchtigkeit gemacht. Dadurch halten Sie trotz positiver Erfahrungen an einer negativen Einstellung fest.
Beispiele:

- Ich weiß, heute habe ich die Post sortiert und die wichtigen Briefe beiseitegelegt, statt zu zaudern und die Postsendungen sich aufstapeln zu lassen. Aber das sollte ich jeden Tag tun. Heute war ich lediglich deshalb dazu in der Lage, weil der Postbote nur wenige Briefe brachte.
- Ich habe mein Bett nur soweit frei geräumt, dass ich darauf schlafen kann. Andere Leute jedoch haben auf ihren Betten überhaupt nichts herumliegen.

Voreilige Schlüsse

Wenn Sie voreilige Schlüsse ziehen, legen Sie Erfahrungen negativ aus, ohne handfeste Beweise dafür zu haben. Es gibt zwei Arten, voreilige Schlüsse zu ziehen.

Wahrsagerei

Von Wahrsagerei spricht man, wenn Sie glauben, die Zukunft genau vorhersagen zu können.
Beispiele:

- Ich weiß genau, was passieren wird, wenn ich versuche, das Chaos aufzuräumen. Ich werde niedergeschmettert und frus-

triert sein. Warum sollte ich mir also die Mühe machen? Ich erspare mir diese Qual, indem ich die Entscheidung hinausschiebe.
- Ich werde nie in der Lage sein, den Esszimmertisch in Ordnung zu halten, wozu also die Mühe?
- Meine Angehörigen regen sich über mich auf, und sie werden mich nie in einem anderen Licht sehen, ganz gleich, was ich tue.

Gedankenlesen

Gedankenlesen bedeutet, dass Sie die Körpersprache, die Stimmlage, den Gesichtsausdruck oder das Benehmen einer anderen Person falsch interpretieren und daraus Ihre Schlüsse ziehen.
Beispiele:
- Weil die Verkäuferin die Bierdosen zählte, die ich kaufte, dachte sie, ich sei ein Freak.
- Mein Mann kam von der Arbeit nach Hause und wirkte enttäuscht, wahrscheinlich wegen der Unordnung.

Übertreibung und Untertreibung

Wenn Sie zu Übertreibung oder Untertreibung neigen, blasen Sie ein Problem entweder auf oder verharmlosen es.
Beispiele:
- Mein Haus wird nie richtig aufgeräumt sein, und meine Familie wird mich deshalb immer hassen.
- In meinem Haus herrscht eine gewisse Unordnung, und ich bin nicht gerade die beste Hausfrau.

Emotionales Denken

Emotionales oder gefühlsbestimmtes Denken liegt vor, wenn Sie ein Gefühl mit der Wirklichkeit verwechseln. Sie unterscheiden dann nicht zwischen Ihrem Gemütszustand und Ihren Wesenszügen oder Charaktereigenschaften. So reden Sie sich z. B. ein, ein depressiver

Mensch zu sein, wenn Sie niedergeschlagen sind. Dies ist vor allem bei Menschen mit Depressionen, zwanghafter Verhaltensstörung, Ängsten und Messie-Syndrom häufig der Fall.
Beispiele:

- Ich bin völlig demoralisiert und habe mich nicht in der Gewalt, deshalb kriege ich meine Probleme nicht in den Griff.
- Ich bin ein ängstlicher Mensch und werde nie gelassen sein können.

Überhöhte Ansprüche

Bei zu hohen Ansprüchen richten Sie an sich, an Ihre Umwelt oder andere Menschen falsche Erwartungen, die auf unrealistischen Standards beruhen. Deshalb verwenden Sie gerne Wörter wie »müssen«, »sollen«, »nicht dürfen«, »nie«, »immer«, »unmöglich« und ähnliche. Ärger, Enttäuschung, Niedergeschlagenheit oder Schuldgefühle sind die unweigerlichen Folgen eines solchen Denkens.
Beispiele:

- Ich sollte das Durcheinander problemlos aufräumen können. Ich mache nie etwas richtig.
- Ich muss in der Lage sein, alles, was ich brauche, sofort zu finden.
- Meine Frau sollte verständnisvoller sein und mein Zeug in Ruhe lassen.

Etikettierung

Menschen, die zu Übergeneralisierung und Schwarz-Weiß-Denken neigen, etikettieren auch gern. Wenn Sie sich z. B. einen Versager nennen, weil Sie einen Fehler begangen oder eine schlechte Erfahrung gemacht haben, etikettieren Sie, beziehen dieses Schimpfwort aber auf einen Wesenszug oder eine Charaktereigenschaft.
Beispiele:

- Ich bin ein Versager, weil in meiner Wohnung ein fürchterliches Durcheinander herrscht.

– Ich konnte meiner Familie nie geben, was sie braucht, und deshalb bin ich ein Versager.
– Es fällt mir schwer, Entscheidungen zu treffen, folglich bin ich unzulänglich.
– Andere sind besser als ich.

Personalisierung

Personalisierendes Denken nennt man, wenn Sie den Einfluss auf eine Situation mit deren Beherrschung verwechseln. Sie glauben vielleicht, für eine Situation verantwortlich zu sein, die Sie kaum oder gar nicht beeinflussen konnten, und verkennen gleichzeitig die wahren Ursachen derselben.
Beispiel:

– Mein Mann schüttete sich Kaffee aufs Hemd, als er auf dem Sofa saß. Weil rings um das Sofa eine solche Unordnung herrscht, war vermutlich ich daran schuld. Ich bin nicht geeignet mit jemandem zusammenzuleben.

Jeder der in diesem Kapitel vorgestellten Denkfehler hat zur Folge, dass Sie sich irgendwie schlecht fühlen, dem Aufräumen aus dem Weg gehen, es auf die lange Bank schieben oder auch lediglich Ihr zwanghaftes Horten rechtfertigen. Je schlechter Sie sich fühlen, desto unwahrscheinlicher ist es, dass Sie sich ändern. Deshalb ist es wichtig, dass Sie Ihre Denkmuster in Frage stellen und mit sich und ihren Fähigkeiten zufriedener sind, um dann auch Ihr Verhalten ändern zu können.

Übung: Erkennen Sie Ihre Denkfehler

Nehmen Sie Ihr Notizbuch zur Hand und schlagen Sie die Seite mit der im 4. Kapitel gestellten Aufgabe »Erkennen Sie Ihre Selbstgespräche« auf, wo wir Sie baten, sich die unaufgeräumten Zimmer in Ihrem Haus vorzustellen und die Gedanken schriftlich festzuhalten, die Ihnen dabei durch den Kopf gingen. Schreiben Sie diese Sätze jetzt noch einmal auf ein neues Blatt Papier. Wenn Ihnen andere Gedanken, Überzeugungen oder Erwartungen einfallen, so notieren Sie auch diese.

Schreiben Sie hinter jeden Satz den Denkfehler, den Sie dahinter vermuten. Dies wird bei künftigen Übungen hilfreich sein. Bitte lesen Sie die Definitionen der Denkfehler so oft durch, wie es Ihnen während dieser Übung nötig erscheint. Einige Gedanken enthalten möglicherweise mehrere Denkfehler.

Ein wissenschaftliches Experiment

Einer der häufigsten Zwangsgedanken von Messies lautet: Ohne meinen Kram bin ich nichts. Dadurch dass Sie diesen Gedanken für wahr halten, reden Sie sich ein, dass Ihr Besitz Sie als Mensch ausweist. Diese Überzeugung trägt zu Ihrer Niedergeschlagenheit und Frustration bei. Was würde geschehen, wenn Sie die Stichhaltigkeit dieses Gedankens in einem wissenschaftlichen Experiment auf die Probe stellten? Lassen Sie es uns versuchen.

Denken Sie über sich nach. Wer sind Sie? Welche Wesenszüge oder Charaktereigenschaften zeichnen Sie aus? Es mag zwar sein, dass Ihr Besitz Ihnen wichtig ist, aber er ist gewiss nicht das Einzige, das Ihnen etwas bedeutet, oder? Ihr Familiensinn und Ihre Intelligenz, Ihre Wertvorstellungen und moralischen Überzeugungen, Ihr Sinn für Humor und Ihr Einfühlungsvermögen, Ihr Respekt für andere und Ihre Vertrauenswürdigkeit sind ebenfalls wichtige Aspekte Ihrer Persönlichkeit. Werten Sie diese nicht ab, indem Sie behaupten, ohne Ihren Besitz seien Sie nichts? Sie missachten all jene großartigen Wesenszüge und reden sich ein, das Einzige, was für Sie zähle, sei Ihr Besitz.

Dieses Kreisdiagramm stellt eine Person dar, die glaubt, dass ihr Besitz 80 Prozent ihrer Identität ausmache. Erkennen Sie sich darin wieder? Glauben Sie tatsächlich, dass Ihre Persönlichkeit so aussieht?

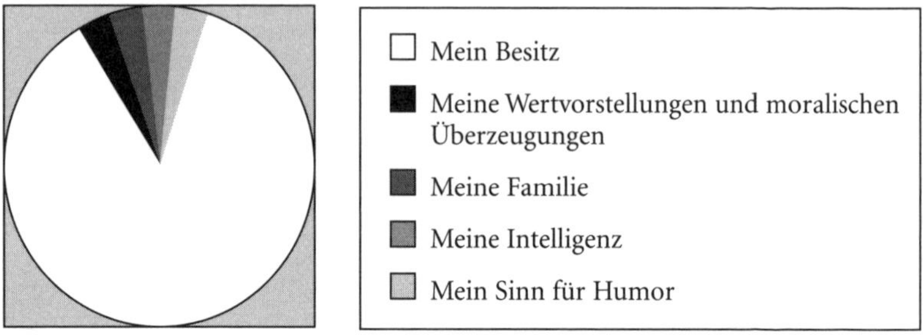

Bitte nehmen Sie sich, bevor Sie zum nächsten Abschnitt dieses Kapitels übergehen, ein paar Minuten Zeit, um die folgende Übung auszuführen. Das wird Ihnen helfen, sich darüber klar zu werden, inwieweit Ihre Identität durch Ihren Besitz konstituiert wird, ehe Sie lernen, andere Denkfehler infrage zu stellen.

Übung: Wie wichtig ist Ihnen Ihr Besitz?

Holen Sie wieder Ihr Notizbuch hervor und beginnen Sie mit einer neuen Seite. Während dieser Übung werden Sie wahrscheinlich manchmal etwas ausradieren müssen, verwenden Sie deshalb einen Bleistift und einen Radiergummi. Betiteln Sie die Seite: Die Bestandteile meiner Identität.

Wir haben weiter unten einige im Leben eines Menschen gemeinhin als wichtig geltende Faktoren aufgeführt. Fügen Sie aber ruhig noch andere hinzu. Schreiben Sie nun einem jeden den Prozentwert zu, der wiedergibt, wie wichtig dieser Faktor für Sie ist. Vergessen Sie nicht, dass Sie nur 100 Prozentpunkte zu vergeben haben.

Mein Besitz
Meine Familie
Einfühlungsvermögen
Rücksichtnahme
Meine ideellen Werte, Moralvorstellungen, ethischen Überzeugungen
Intelligenz
Meine Freunde

Mein Sinn für Humor
Glaubwürdigkeit
Mein Job oder meine Arbeit

Die vorige Übung bot Ihnen die Möglichkeit, Ihre automatischen Gedanken über Ihr zwanghaftes Horten infrage zu stellen. Wie Sie sehen, macht Ihr Messie-Syndrom nicht so viel von Ihrer Persönlichkeit aus, wie Sie vielleicht annahmen.

Was einmal *Ohne meinen Besitz bin ich nichts* war, könnte nun lauten: *Mein Besitz ist nur ein Teil dessen, was mich ausmacht* oder *Neben meinem Besitz sind mir noch andere Dinge wichtig.* Diese rationalere Aussage wäre Ihnen wahrscheinlich nicht in den Sinn gekommen, wenn Sie den automatischen Gedanken nicht infrage gestellt hätten.

Ziel der kognitiven Therapie ist es zu zeigen, dass Sie negativere und heftigere Gefühlsregungen verspüren, wenn Sie Ihre automatischen Gedanken wörtlich nehmen, als wenn Sie sie anfechten und infrage stellen. Indem Sie nämlich Ihre automatischen Gedanken als bloße Hypothesen betrachten, können Sie selbst bestimmen, wie wahr oder unwahr sie sind, anstatt automatisch anzunehmen, sie träfen allein schon deshalb zu, weil sie sich Ihnen aufdrängten.

Automatische Gedanken sind Hypothesen, keine Fakten

In der letzten Übung haben Sie den Gedanken, dass Sie ohne Ihren Besitz nichts sind, als eine Hypothese behandelt, wie man dies in einem wissenschaftlichen Experiment macht. Erinnern Sie sich noch, wie Lackmuspapier funktioniert? Ein Streifen Lackmuspapier, den man in eine Lösung taucht, wird rosa oder rot, wenn die Substanz sauer ist. Ob eine Substanz sauer oder basisch ist, lässt sich nur durch einen solchen Test herausfinden. Auf dieselbe Weise können Sie Ihre automatischen Gedanken testen. Nur so werden Sie herausfinden, ob sie der Wirklichkeit entsprechen oder nicht.

Werfen Sie nun einen Blick auf die weiter oben von Ihnen aufgestellte Liste der automatischen Gedanken und Denkfehler. Welche

Denkfehler haben Sie begangen? Gehen Sie auch die automatischen Gedanken noch einmal durch, die Sie aufgeführt haben. Erscheinen sie Ihnen als unüberwindlich? Vielleicht halten Sie sie auch jetzt noch für Fakten, möglicherweise deshalb, weil sie sich Ihnen so oft aufgedrängt haben, dass es keine Alternative zu geben scheint. Vielleicht glauben Sie an ihren Wahrheitsgehalt, weil Sie das Experiment noch nicht durchgeführt und somit noch nicht gelernt haben, wie man sie in Frage stellt und anders denkt.

Stellen Sie Ihre Gedanken infrage

In diesem Abschnitt werden wir Ihnen zeigen, wie Sie das Experiment durchführen, um die Richtigkeit Ihrer automatischen Gedanken zu testen. Um Gültigkeit beanspruchen zu können, müssen alle wissenschaftlichen Experimente auf folgenden Schritten basieren:

1. Aufstellen der Hypothese
2. Durchführung des Experiments
3. Bewertung des Ergebnisses

Bei Ihrem Experiment besteht der erste Schritt darin, die Hypothese, oder im vorliegenden Fall den automatischen Gedanken darzulegen. Nehmen wir einen der bereits erwähnten automatischen Gedanken: Ich bin ein Versager, weil mein Haus ein einziges Chaos ist.

Im zweiten Schritt testen Sie Ihren Zwangsgedanken auf seine Stichhaltigkeit und Richtigkeit, indem Sie das Experiment durchführen. Stellen Sie sich die sechs folgenden Fragen und prüfen Sie anhand der Antworten, wie tragfähig der Gedanke ist. Versetzen Sie sich in einen Forscher, der die Gültigkeit einer Hypothese testet.

1. Gibt es irgendeinen Beweis dafür, dass dieser Gedanke richtig ist? Gibt es irgendeinen Beweis dafür, dass Sie ein Versager sind? Wie definieren Sie »Versager«? Versagen Sie ständig und in allem, was Sie anpacken? Wenn ja, haben Sie noch nie einen einzigen Erfolg erlebt, sondern immer nur Fehlschläge. Das klingt zu hart, nicht wahr?

Haben Sie gute Eigenschaften oder Charakterzüge? Wenn Sie in Ihrem Beruf tüchtig sind oder eine Aufgabe erfolgreich erledigt haben, dann ist die Behauptung, ein Versager zu sein, nicht stichhaltig. Denn wenn Sie in einem Bereich Ihres Lebens versagen, bedeutet das noch lange nicht, dass Sie auf allen Gebieten gescheitert und somit ein Versager sind.

Halten nur Sie selbst sich für einen Versager oder kommen Leute bei der Arbeit, auf der Straße oder bei Ihnen zu Hause auf Sie zu und bezeichnen Sie als einen Versager? Wenn der Gedanke, ein Versager zu sein, nur von Ihnen selbst kommt, so verliert seine Behauptung an Gültigkeit.

2. Fragen Sie sich selbst, wie dieser Gedanke auf Sie wirkt. Welche Emotionen löst er aus, wenn er Ihnen in den Sinn kommt? Sie fühlen sich wahrscheinlich niedergeschlagen, frustriert, am Boden zerstört. Wie sollten Sie auch nicht? Der Gedanke sagt geradewegs, dass Sie ein Versager sind, nicht wahr? Es liegt auf der Hand, dass das Ergebnis ein negatives Gefühl ist.
3. Gibt es eine andere Erklärung für diese Situation? Besteht Ihrer Meinung nach der einzige Grund zu horten darin, dass Sie ein Versager sind? Wenn ja, so implizieren Sie damit, dass, wenn Sie von morgen an kein Messie mehr wären, in Ihrem Haus und Ihrem Auto keine Unordnung mehr herrschte. Mit anderen Worten, wenn wir die Welt in Sieger- und Verlierer-Typen teilten, hätten die Sieger schöne, blitzsaubere, ordentliche Wohnungen und Häuser und die Verlierer lebten im selbst verschuldeten Chaos. Das stimmt aber zweifellos nicht. Es gibt sicher Gründe für Ihr zwanghaftes Horten, aber ein Versager zu sein, gehört nicht dazu.
4. Wenn ein Freund oder Angehöriger genau dieselbe Hypothese aufstellte, wie würden Sie darauf reagieren? Würden Sie ihm beipflichten und sagen: »Ja, du bist ein Versager wegen deines Hortens«, oder würden Sie ihm widersprechen? Interessanterweise würden Sie wahrscheinlich einem anderen Messie einen hilfreicheren und vernünftigeren Rat geben als sich selbst. Sie würden ihn vermutlich darauf aufmerksam machen, dass er viele sympathische Eigenschaften und Wesenszüge hat und sein Horten nur einen kleinen

Teil seiner Persönlichkeit ausmacht. Hat nicht im Grunde genommen jeder Mensch Stärken und Schwächen?
5. Ist dieser Gedanke situationsspezifisch oder haben Sie ihn immer? Falls der automatische Gedanke der Realität entspräche und Sie tatsächlich ein Versager wären, müsste er Sie eigentlich ständig begleiten. Kommt Ihnen dieser Gedanke, wenn Sie bei der Arbeit sind oder wenn Sie Auto fahren oder unter der Dusche stehen? Falls er sich nur dann aufdrängt, wenn Sie Ihre Unordnung sehen oder sie sich vorstellen, ist er situationsspezifisch und nur bedingt zutreffend.
6. Fragen Sie sich einmal, was Ihr bester Freund (oder Verwandter oder Ihr Kind) sagen würde, wenn Sie Ihren automatischen Gedanken laut aussprächen. Würde Ihnen Ihr Freund Recht geben, oder bekämen Sie ein anderes Feedback? Falls Sie das schon ausprobiert haben, wie hat Ihr Freund reagiert?

Wie die während des Experiments gesammelten Informationen ergeben, weist (von dem automatischen Gedanken abgesehen) nichts darauf hin, dass Sie ein Versager sind. Vielmehr gibt es eine ganze Menge Gegenbeweise: Sie sind gut in Ihrem Beruf, haben Freunde und Angehörige, die Sie mögen, und Sie verfügen über viele positive Eigenschaften und Charakterzüge. Ferner kommt Ihnen der Gedanke nur, wenn Sie Ihre Unordnung sehen oder sie sich vorstellen.

Praktizieren Sie, was Sie predigen

Wenn Sie eine rationale Antwort auf einen automatischen Gedanken entwickeln, ist das Ziel, ein mentales Milieu zu schaffen, in dem Sie die Dinge klarer sehen. Wenn Ihr Geist von negativen Gedanken überflutet ist, wird Ihre Sicht getrübt oder einseitig gefärbt sein. Dies bewirkt, dass Sie selbst zu Ihrem schlimmsten Kritiker werden. Indem Sie jedoch eine rationale Reaktion entwickeln, können Sie die Rolle eines Freundes oder Coaches einnehmen, und genau einen solchen brauchen Sie. Falls Sie jemandem, der die gleichen Gedanken hegt wie Sie, ein unterstützendes Feedback geben würden, dann müssten Sie selbst praktizieren, was Sie predigen.

Nehmen Sie sämtliche Informationen, die Sie während des Experiments gesammelt haben, und fügen Sie sie nun zusammen. Versuchen Sie, auf den automatischen Gedanken eine aus maximal zwei Sätzen bestehende Antwort zu finden. Was wäre z. B. eine vernünftige und zutreffende Antwort auf den Gedanken *Ich bin ein Versager, weil mein Haus ein einziges Chaos ist?*

Vielleicht eine wie diese: *Obwohl mein Haus ein einziges Chaos ist, gibt es andere Gründe für mein zwanghaftes Horten, das ich ernsthaft in den Griff zu kriegen versuche. Ich verfüge über viele positive Charaktereigenschaften und habe Menschen um mich, die mich lieben und achten.* Eine solche Antwort schafft eine hilfreichere und verständnisvollere innere Atmosphäre, die zur Folge haben wird, dass Sie weniger heftige negative Emotionen empfinden.

Anfangs haben Sie vielleicht Vorbehalte, aber je öfter Sie automatische Gedanken mit rationalen Antworten kontern, desto mehr werden Sie diesen – und letzten Endes – an sich selbst glauben.

Machen Sie es sich zur Gewohnheit, diese rationalen Antworten möglichst oft zu wiederholen. Je öfter Sie sie sich vorsagen, desto leichter werden Sie an sie glauben und desto schneller fühlen Sie sich besser. Im nächsten Kapitel werden Sie Verhaltenstechniken lernen, die Sie in die Lage versetzen, Ihre Unordnung aufzuräumen. Stellen Sie sich vor, wie viel erfolgreicher Sie sein werden, wenn Sie mehr Selbstachtung haben und Ihre automatischen Gedanken hinterfragen.

Übung: Entwickeln Sie rationale Antworten

Nehmen Sie Ihr Notizbuch zur Hand und blättern Sie zu den Seiten zurück, auf denen Sie Ihre automatischen Gedanken und die bei Ihnen vorliegenden Denkfehler niedergeschrieben haben. Unterziehen Sie jeden Ihrer Zwangsgedanken dem soeben durchgeführten Test. Notieren Sie am Ende eines jeden Experiments Ihre Schlussfolgerungen und entwickeln Sie jeweils eine rationale Antwort.

Legen Sie für jeden Zwangsgedanken, den Sie überprüfen, eine Lernkarte an. So haben Sie einen besseren Überblick, wenn Sie die Techniken im nächsten Kapitel anwenden.

Schreiben Sie auf die Vorderseite einer Lernkarte *Zwangsgedanke* und darunter *Denkfehler* und auf die Rückseite *rationale Antwort*. Dann füllen Sie die Lernkarte wie folgt aus.

Vorderseite
Zwangsgedanke: Ich bin ein Versager, weil mein Haus ein einziges Chaos ist.
Denkfehler: Alles-oder-nichts-Denken, Etikettierung

Rückseite
Rationale Antwort: Obwohl mein Haus ein einziges Chaos ist, gibt es andere Gründe für mein zwanghaftes Horten, das ich ernsthaft in den Griff zu kriegen versuche. Ich habe viele positive Charaktereigenschaften, und es gibt in meinem Leben Menschen, die mich lieben und achten.

Zusammenfügen aller Schritte

Gehen wir das Experiment nun noch einmal durch, aber diesmal fügen wir alle Schritte, die wir in diesem Kapitel für Sie umrissen haben, zusammen. Versuchen Sie, diese Schritte für jeden Zwangsgedanken, den Sie hinterfragen, zu befolgen. Ein Gedanke, der sich Ihnen während der Aufräumphase der Therapie mit hoher Wahrscheinlichkeit unwillkürlich aufdrängen wird, lautet: *Ich kann … nicht wegwerfen. Ich brauche es.* Hier können Sie jeden Gegenstand aus Ihrem Besitz einsetzen, den Sie nicht wegwerfen zu können glauben. Nehmen wir an, es handele sich um ein Bündel Plastiktüten.

Erster Schritt: Erkennen Sie den Zwangsgedanken (die zu prüfende Hypothese).

Ich kann diese Plastiktüten nicht wegwerfen.

Zweiter Schritt: Erkennen Sie die in diesen Gedanken verwickelten Denkfehler.

Überhöhte Ansprüche, voreilige Schlüsse

Dritter Schritt: Beschriften Sie die Vorderseite der Lernkarte.

Vierter Schritt: Führen Sie das wissenschaftliche Experiment durch.

1. Gibt es irgendeinen Anhaltspunkt dafür, dass Sie die Plastiktüten nicht wegwerfen können? Wollen Sie damit sagen, dass Sie körperlich außerstande sind, die Tüten wegzuwerfen? Sofern Sie Ihre Arme und Hände bewegen können, hindert Sie doch nichts daran, die Plastiktüten einzusammeln und in die Mülltonne zu werfen. Vielleicht widerstrebt es Ihnen, die Tüten zu entsorgen, aber das ist etwas ganz anderes als unfähig dazu zu sein. Es mag Ihnen schwerfallen, die Tüten wegzuwerfen, aber Sie sind dazu in der Lage. Bestimmt haben Sie schon andere schwierige Aufgaben in Ihrem Leben bewältigt, vielleicht bei der Arbeit oder beim Aufziehen der Kinder.
2. Welche Gefühlsregung löst der Gedanke, die Tüten nicht wegwerfen zu können, in Ihnen aus? Sie sind frustriert, fühlen sich vielleicht niedergeschlagen und möglicherweise irgendwie unzulänglich.
3. Weshalb horten Sie Plastiktüten? Weil Sie ein Versager sind oder weil Sie sich einbilden, keine Plastiktüten zu finden, wenn Sie in Zukunft welche brauchen sollten, oder haben die Tüten irgendeinen gefühlsmäßigen Wert für Sie?
4. Wie würden Sie einem Freund oder Familienmitglied antworten, der mit demselben Gedanken zu Ihnen kommt? Vermutlich würden Sie etwas Aufmunterndes sagen wie z. B. »Du *kannst* sie wegwerfen, aber ich weiß, es fällt dir schwer.«
5. Kommt Ihnen der Gedanke, Plastiktüten nicht wegwerfen zu können, auch bei anderer Gelegenheit oder nur, wenn Sie mit der Möglichkeit konfrontiert werden, sie wegzuwerfen? Höchstwahrscheinlich denken Sie nur dann darüber nach, wenn Sie Ihren Kram aufräumen oder wenn Sie eine Plastiktüte in der Hand haben

und entscheiden müssen, was Sie mit ihr machen sollen. Wenn Sie den ganzen Tag lang herumliefen und bei sich dächten, dass Sie unfähig sind, Plastiktüten wegzuwerfen, dann wäre die Hypothese stichhaltiger. Im Grunde wären Sie dann unfähig, irgendwelche Plastiksäcke in jeder beliebigen Situation wegzuwerfen, nicht nur zu Hause.

6. Was würde Ihr bester Freund auf diesen Gedanken antworten? Würde er sich Ihnen gegenüber kritisch äußern und bestätigen, dass Sie unfähig sind, Dinge wegzuwerfen, oder würde er sich hilfreicher und verständnisvoller verhalten?

Wenn Sie alle Ergebnisse aus dem Experiment in einen Zusammenhang bringen, ergibt sich kein Anhaltspunkt dafür, dass Sie unfähig sind, Plastiktüten wegzuwerfen. Falls überhaupt, ist das Gegenteil bewiesen. Sie besitzen die Fähigkeit, Dinge wegzuwerfen. Sie sind deprimiert und frustriert, wenn Ihnen der Gedanke in den Sinn kommt. Sie haben viele Plastiktüten und könnten sich eine beschaffen, wenn Sie sie in Zukunft bräuchten. Sie würden jemanden, der in derselben Angelegenheit Ihren Rat sucht, unterstützen, und Sie denken diesen Gedanken nur dann, wenn Sie sich in einer schwierigen Lage befinden (wie etwa Ihren Kram aufräumen zu müssen).

Fünfter Schritt: Entwickeln Sie eine rationale Antwort.

Der Rat, den Sie Ihrem besten Freund geben würden, ist gewöhnlich ein guter Ausgangspunkt, wenn Sie versuchen, sich eine rationale Antwort auszudenken. Wenn Sie alle bisher gesammelten Informationen in Betracht ziehen, könnte eine rationalere Antwort etwa lauten: *Obwohl es mir wahrscheinlich schwerfällt, diese Plastiktüten wegzuwerfen, bin ich dazu durchaus in der Lage.*

Sechster Schritt: Beschriften Sie nun die Rückseite der Lernkarte mit Ihrer rationalen Antwort

6. Ordnung schaffen

Es gibt nur einen Weg, und der heißt: Hindurch.
Robert Frost

Inzwischen können Sie es wahrscheinlich gar nicht mehr erwarten, mit dem Aufräumen Ihres Krams zu beginnen. Doch bevor Sie sich an die Arbeit machen, sollten Sie die folgenden Ratschläge beachten:

Verzicht auf Neuanschaffungen

Wer in schneereichen Gegenden lebt, weiß, wie frustrierend es ist, wenn es nach mühsamem Schneeschippen gleich wieder zu schneien beginnt oder ein Schneepflug vorbeifährt und den ganzen Schnee von der Straße auf den frisch gefegten Bürgersteig schiebt.

Ähnlich frustrierend könnte es sein, wenn Sie sich erfolgreich von überflüssigen Dingen getrennt haben, aber dann sofort wieder ebenso viel neues Zeug anschaffen, sodass Ihre ganze Mühe umsonst war. Größere Fortschritte werden Sie erzielen, wenn Sie möglichst wenige Erwerbungen tätigen.

Damit nicht noch mehr Kram ins Haus kommt, sollten Sie sofort Ihre Zeitschriften- und Zeitungsabonnements kündigen. Wenn Ihnen dieser Schritt zu schwierig erscheint, versuchen Sie die im 5. Kapitel beschriebenen Techniken der kognitiven Therapie anzuwenden. Falls Sie sich nicht sofort überwinden können, alle Abonnements abzubestellen, so versuchen Sie zumindest, sie auf die Hälfte zu reduzieren oder wenigstens eines zu kündigen.

Wenn Sie das Gefühl haben, dass es Ihnen schwerfallen wird, sich beim Kauf neuer Dinge zu beschränken, so nehmen Sie die Lernkarten zur Hand, die Sie im 5. Kapitel angefertigt haben. Versuchen Sie sich über Ihre Gedanken im Hinblick auf den Verzicht neuer Anschaffungen klar zu werden. Welche Denkfehler liegen vor?

In den vorangegangenen Kapiteln haben wir das »Für-den-Fall-dass«-Argument erörtert, das Messies so gern bemühen. Möglicherweise haben Sie beim Einkaufen dieses Argument im Hinterkopf. Sie erstehen mehr Lebensmittel, als Sie wirklich brauchen, weil Sie glauben, sie später einmal zu benötigen. Wenn Sie jedoch in Ihren Küchenschränken Ordnung schaffen möchten und dann mehr Dinge kaufen, als Sie im Augenblick brauchen, geraten Sie in einen Konflikt.

Sagen wir mal, der automatische Gedanke lautet: *Ich sollte mehr Batterien kaufen, für den Fall, dass ich sie in Zukunft brauche.* Verfahren Sie nach den im 5. Kapitel geschilderten Schritten. Die Denkfehler bestehen in inneren Ansprüchen und voreiligen Schlüssen. Stellen Sie sich dann die sechs Fragen, um die Stichhaltigkeit der Behauptung zu prüfen. Danach versuchen Sie eine rationalere Antwort zu entwickeln und fertigen eine neue Lernkarte an. Beispielhaft könnte folgende Antwort sein: *Ich arbeite hart daran, mein Horten in den Griff zu kriegen, und es ist wichtig, dass ich mich bei Neuanschaffungen auf das Nötigste beschränke. Sollte ich in Zukunft wirklich Batterien benötigen, so kann ich sie mir jederzeit kaufen.*

Möglicherweise hängen Sie der weit verbreiteten Überzeugung an, dumm oder ungebildet zu sein, wenn man keine Zeitungen oder Magazine liest. Sie kann auf Denkfehler wie Alles-oder-Nichts-Denken, Etikettierung und zu hohe Ansprüche zurückgehen. Hinterfragen Sie diesen Gedanken und erarbeiten Sie eine rationalere Antwort.

Tragen Sie Ihre neuen Lernkarten stets bei sich, besonders in Situationen, die bei Ihnen negative Zwangsgedanken auslösen. Lesen Sie die rationalen Antworten laut und wiederholen Sie sie fünfmal (das können Sie schon im Voraus tun oder aber, wenn Sie tatsächlich in der schwierigen Lage stecken). Auf diese Weise werden Sie wahrscheinlich auf den negativen Zwangsgedanken weniger emotional reagieren. Fertigen Sie neue Lernkarten für jeden abträglichen Gedanken an, der Ihnen im Zusammenhang mit anderen neuen Dingen in den Sinn kommt.

Praktische Vorbereitungen

Nun sind Sie einen Schritt weiter, um mit der Aufräumaktion zu beginnen. Nur noch ein paar Hinweise, und Sie können loslegen.

Benötigte Materialien

Zunächst einmal müssen Sie sich einige mittelgroße Kartons besorgen, in denen Sie während der Aufräumphase vorübergehend Dinge verstauen können. Sie sollten in einem relativ guten Zustand sein und etikettiert werden können. Die Anzahl der Kartons, die Sie brauchen werden, hängt natürlich vom Umfang Ihres Krams ab. Für die erste Runde benötigen Sie mindestens drei mittelgroße Kartons und einen kleineren. Außerdem müssen Sie sich ein paar Markierstifte bereitlegen, um die Kisten zu beschriften, damit Sie später wissen, was sie enthalten.

Vielleicht haben Sie sich bereits solche Kartons gekauft, die dann Teil Ihres Chaos wurden. Lassen Sie sich davon nicht entmutigen. Wir werden Ihnen sagen, wie Sie Ihr Messie-Syndrom systematisch angehen, damit Sie bei einem weiteren Versuch nicht scheitern. Sie müssen Schritt für Schritt vorgehen.

Möglichkeit zur Zwischenlagerung

Das kann eine echte Herausforderung sein, wenn Ihr Durcheinander groß ist. Falls Ihnen ein Zimmer zur Verfügung steht, das Sie vorübergehend als Stauraum nutzen können, so nehmen Sie dieses, wenn nicht, räumen Sie irgendwo in Ihrer Wohnung etwas Platz frei.

In beiden Fällen müssen Sie sich zweierlei versprechen: erstens, dass Sie den Platz nur zum Verstauen der während der Aufräumaktion benutzten Kartons verwenden und nichts anderes dort lagern. Das ist äußerst wichtig. Sie wollen ja schließlich Ihre frisch geordneten Besitztümer nicht mit dem übrigen Durcheinander vermengen. Zweitens müssen Sie versprechen, die Dinge aus dem provisorischen

Stauraum erst dann zu entfernen, wenn das Behandlungsprogramm es vorschreibt. Sonst werden Sie ganz konfus.

Diese beiden Versprechen sind so wichtig, dass wir möchten, dass Sie sie unterschreiben:

Ich verspreche, den vorübergehenden Stauraum nur für die während des Aufräumens gebrauchten Kartons zu verwenden. Ich werde diese Kartons nicht mit anderen Dingen vermengen oder anderes Zeug an diesem Ort verstauen.

(Unterschreiben Sie bitte hier)

Ich verspreche, erst dann die Kartons in dem provisorischen Stauraum auszuräumen, wenn das Behandlungsprogramm dies von mir verlangt. Ich werde nicht einfach so aufs Geratewohl Dinge aus den Kartons nehmen.

(Unterschreiben Sie bitte hier)

Zeitplan

Machen Sie in Ihrem Notizbuch einen Kalender der nächsten beiden Wochen, einschließlich heute. Überlegen Sie sich, was in diesen beiden Wochen an Terminen ansteht, und tragen Sie Stunden ein, in denen Sie aufräumen möchten. Am Anfang mag es Ihnen angenehmer sein, kürzere Zeitblöcke festzulegen, weil Ihnen das Vorgehen noch relativ neu ist. Je besser Sie damit zurechtkommen, desto mehr werden Sie dann von längeren Aufräumzeiten profitieren.

Versuchen Sie, für die ersten beiden Wochen zumindest einen Block von dreißig bis vierzig Minuten täglich einzuplanen oder, wenn es nicht anders geht, wenigstens an so vielen Tagen wie möglich. Jedenfalls sollten Sie nicht zwei Tage hintereinander untätig verstreichen lassen. Je konsequenter Sie sich Ihrer Aufgabe widmen, desto effektiver werden Sie sein.

Es ist schön, wenn Sie täglich mehr als einen Zeitblock einplanen können, sofern Sie diese Aufräumzeiten nicht am Stück zu bewältigen versuchen. Legen Sie stets dazwischen eine Pause ein. Wenn Sie

z. B. für einen Samstagnachmittag drei Arbeitsblöcke einplanen, so sollte sich der erste von 12h bis 12.45h, der zweite von 13h bis 13.45h und der dritte von 14h bis 14.45h erstrecken, damit Sie genügend Zeit haben, um etwas zu schaffen, sich aber auch zwischendrin erholen können. Wenn Sie sich vornehmen, von 12h bis 14.45h am Stück durchzuarbeiten, ist die Wahrscheinlichkeit größer, dass Sie mutlos und frustriert werden und dann weniger effektiv aufräumen.

Denken Sie darüber nach, wie wichtig es auch in anderen Zusammenhängen ist, Pausen einzulegen. Wäre es Ihnen lieber, dass ein Chirurg sie unmittelbar nach einem vorgenommenen Eingriff operiert oder dass er zuvor eine Pause macht? Würden Sie lieber mit einem ausgeruhten Piloten fliegen oder mit einem, der schon zehn Stunden Flug hinter sich hat?

Ebenso wichtig ist es, sich selbst richtig einzuschätzen. Gehören Sie zu den Menschen, die bessere Arbeit leisten, wenn sie wenig auf einmal machen, damit sie nicht aufgeben oder ins Zögern geraten, oder sind Sie einer von jenen, die viele Stunden hintereinander fortarbeiten können und eine Arbeit schnell abschließen möchten, ehe sie mutlos und niedergeschlagen werden? Verfahren Sie so, wie es Ihrem Naturell am besten entspricht, achten Sie jedoch darauf, Pausen einzulegen und sich zu belohnen, selbst wenn das Zeit kostet.

Belohnung

Bedenken Sie, dass Sie mit größerer Wahrscheinlichkeit an einer schwierigen Aufgabe dranbleiben, wenn Sie sich hinterher mit einer angenehmen Tätigkeit belohnen. Denn Sie sollten sich auf etwas freuen können.

Außerdem müssen Sie sich während der Pausen stärken, d. h. etwas essen und trinken. Achten Sie darauf, leichte Kost zu sich zu nehmen, die Ihnen die nötige Energie zuführt, ohne Ihren Organismus zu belasten, wie etwa Proteine, Obst, Gemüse. Vor allem sollten Sie ausreichend Wasser trinken.

Schritt für Schritt gegen die Unordnung

Lesen Sie die folgenden Abschnitte aufmerksam durch, *bevor* Sie mit dem Aufräumen beginnen, denn es ist ungemein wichtig, dass Sie zuerst die einzelnen Schritte des Programms verstehen. Einige mögen Ihnen logisch erscheinen, andere hingegen unsinnig. Paradoxerweise ist es für Sie hilfreicher, wenn Ihnen einige Schritte (oder vielleicht sogar alle) merkwürdig vorkommen.

Wie fühlen Sie sich? Sind Sie nervös, aufgeregt, panisch, niedergeschlagen? Jeder Mensch reagiert natürlich anders, aber vermutlich sind Sie von allem ein wenig. Aber wenn Sie am Ball bleiben und die genau aufeinander abgestimmten und sorgsam bedachten Schritte befolgen, kann dieses Therapieprogramm sehr erfolgreich für Sie sein.

Unser Programm beruht auf der Arbeit der auf diesem Gebiet führenden Forscher Frost und Steketee (1998) und wurde durch die Ergebnisse eigener Forschungen und Erfahrungen modifiziert. Wir sind überzeugt, dass Sie, wie unsere bisherigen Patienten, vom Horten loskommen, wenn Sie das Programm konsequent und methodisch durchziehen.

1. Schritt: Suchen Sie sich einen Zielbereich aus

Wie wir schon sagten, werden sich die zu befolgenden Schritte nach der ersten Aufräum-Runde leicht verändern. Der erste Schritt besteht nun darin, einen Zielbereich auszuwählen. Nach der ersten Aufräum-Runde wird dieses der zweite Schritt werden. Diese Auswahl kann etwas schwieriger sein, als es scheinen mag. Denn Sie müssen dabei einige sehr wichtige Sachverhalte berücksichtigen.

Trachten Sie nach positiver visueller Verstärkung: Sehen ist glauben

Wie wir im 4. Kapitel ausführten, reagieren die meisten Menschen mit einem Wust von negativen Empfindungen auf den Anblick ihres Durcheinanders. Niemand lebt gern in Unordnung. Deshalb ist es sehr wichtig, dass Sie sich beim Aufräumen zunächst einen Bereich vornehmen, der ins Auge fällt. Das Ergebnis Ihres Aufräumens wird dann einen deutlichen Kontrast zu der verbliebenen Unordnung bilden, der als eine positive visuelle Verstärkung dient und Sie für das nächste Vorhaben motiviert. Sie haben ein erstes Erfolgserlebnis und können sich sagen: »Das habe ich geschafft« oder »Es sieht toll aus«.

Möglicherweise möchten Sie zunächst an versteckten Stellen mit dem Aufräumen beginnen, wie etwa Wandschränken oder Schreibtischschubladen, um den herumliegenden Krempel in den so geschaffenen Stauräumen verschwinden lassen zu können. Doch dann sehen Sie die positiven Wirkungen Ihrer Arbeit nicht sofort und bringen sich um jenes für das Weitermachen so wichtige Erfolgserlebnis.

Gewinnen Sie nutzbaren Wohnraum zurück

Wir empfehlen Ihnen dringend, mit dem Aufräumen in Bereichen zu beginnen, die Ihnen, wenn die Unordnung beseitigt ist, wieder funktionsfähigen Wohnraum bescheren. Auch aus diesem Grund, sollten Sie sich nicht als erstes Schreibtische und Schränke vornehmen. Stühle, Sofas, Betten, Arbeitsflächen in Küchen und Herdplatten bieten sich als erste Ziele an, weil Sie diese nach dem Aufräumen sofort wieder in Gebrauch nehmen können. Je konsequenter Sie diese Möbelstücke ihrem eigentlichen Zweck zuführen, desto wahrscheinlicher werden Sie sie in Zukunft von Müll frei halten. Dies wird für Sie während des gesamten Therapie-Programms sehr hilfreich sein.

Fragen Sie sich beim Auswählen eines Zielbereichs immer, welche Tätigkeiten Sie wirklich vermissen. Einige Patienten hätten liebend gern mit ihrer Familie am Küchentisch oder am Esszimmertisch Ihre Mahlzeiten eingenommen, konnten das aber nicht, weil der jeweilige Tisch als Ablage für alles Mögliche genutzt wurde. Andere hätten gern in ihrem Lieblingssessel gesessen, konnten dies aber nicht, weil sich auf ihm Zeitungen oder sonstige Dinge stapelten. Wählen Sie einen Bereich Ihrer Wohnung aus, an dessen Nutzung Sie sich erfreuen können.

Je mehr Sie sich durch die Ergebnisse des Aufräumens belohnt fühlen, desto wahrscheinlicher werden Sie mit dem Behandlungsprogramm weitermachen. Mit wachsendem Selbstvertrauen wird Ihnen das Aufräumen immer leichter von der Hand gehen. Im Unterschied zu früher, als Sie bei dem Versuch aufzuräumen den Kram nur von einem Zimmer ins nächste verlagerten und sich völlig überwältigt und frustriert fühlten! Je häufiger das vorkam, desto weniger motiviert waren Sie, sich erneut ans Aufräumen zu machen.

Setzen Sie sich realistische Ziele innerhalb des Zielbereichs

Oft möchten Messies sofort riesige Projekte in Angriff nehmen, wie etwa den gesamten Fußboden oder ein ganzes Zimmer auf einmal. Meistens herrscht dann hinterher ein noch schlimmeres Durcheinander als zuvor. Allgemein gesagt: je größer das Vorhaben, desto größer ist auch die Wahrscheinlichkeit des Scheiterns. Nehmen Sie sich lieber eine Reihe kleinerer Einheiten vor und vergessen Sie nicht: Auch wir haben dieses Buch nicht in einem Zug geschrieben. Die drei Autoren brauchten fast ein Jahr, um es abzuschließen.

Folglich ist es sinnvoll und hilfreich, jeden größeren Zielbereich in mehrere kleinere Einheiten aufzuteilen. Das gilt auch beim Aufräumen von Zimmern und Sitzmöbeln. Wenn ein Viertel des Sofas von darauf herumliegendem Kram befreit ist, motiviert der Anblick eher zum Weitermachen als der eines völlig zugemüllten Sofas. Die Möglichkeit, einen Teil des Möbels wieder nutzen zu können, wird Sie zum Weitermachen motivieren.

Wählen Sie ein Projekt, an dem Sie dranbleiben können

Ein verbreiteter Fehler besteht darin, von einem nicht vollständig aufgeräumten Zielbereich zum nächsten überzugehen. Bedenken Sie: Wenn Sie Vorhaben in eine Reihe kleinerer, leichter erreichbarer Ziele aufteilen, ist es wichtig, eines nach dem anderen zu beenden. Mit anderen Worten: Lassen Sie nicht einen Teil des Sofas unaufgeräumt, wenn Sie mit dem Aufräumen begonnen haben. Hinterfragen Sie

Ihre Gedanken, wenn Sie sich bei solchen wie dem folgenden ertappen: *Die Kinder können ja nun auf dem Sofa sitzen und fernsehen, und es ist nicht so wichtig, wenn die Erwachsenen auf dem Boden sitzen müssen.* Oder: *Wir kommen jetzt zumindest an die Mikrowelle ran, und mehr brauchen wir in der Küche eigentlich nicht.* Auch wenn Sie das Bedürfnis verspüren, ein anderes Projekt anzugehen, bevor Sie das gegenwärtige abgeschlossen haben, müssen Sie dranbleiben, bis der gesamte Zielbereich aufgeräumt ist. Teilerfolge führen gewöhnlich zu nichts. Sie mögen hilfreich sein, und Sie fühlen sich dabei sicherlich besser, aber Sie dürfen nicht dabei stehen bleiben. Stellen Sie sich vor, wie toll Sie sich fühlen, wenn Sie das Ziel, das Sie sich setzten, erreicht haben.

Übung: Wählen Sie Ihren ersten Zielbereich aus

Nehmen Sie wieder Ihr Notizbuch zur Hand und schreiben Sie auf, welchen Bereich Ihrer Wohnung oder Ihres Hauses Sie als Erstes aufräumen möchten. Vergessen Sie nicht, ihn in mehrere überschaubare Einheiten einzuteilen, selbst wenn es sich nur um ein Sofa, ein Bett oder einen Tisch handelt. Seien Sie so genau wie möglich. Wenn Sie keine Lust haben, den Küchentisch in Angriff zu nehmen, teilen Sie ihn in vier Abschnitte und räumen die nacheinander auf. Noch einmal: Wählen Sie als Erstes einen Bereich, dessen wieder gewonnene Funktionsfähigkeit Ihnen ein sichtbares Erfolgserlebnis beschert.

2. Schritt: Verschaffen Sie sich einen Überblick

Nachdem Sie nun Ihren ersten Zielbereich bestimmt haben, sollten Sie den Kram, der dort herumliegt, wie aus der Vogelperspektive betrachten. Auf diese Weise bekommen Sie eine Vorstellung von dem, was Sie während des eigentlichen Aufräumens erwartet. Oft erledigt man eine Aufgabe umso effektiver, je mehr Informationen man im Vorfeld hat. In diesem Fall bewahrt Sie eine vorherige Sichtung dessen, was zu tun ist, vor bösen Überraschungen, die Sie demotivieren könnten. Eine grobe Einschätzung der in dem Zielbereich herumliegenden Dinge soll Sie mental auf das vorbereiten, was Ihnen beim Aufräumen bevorsteht, und Ihnen die Möglichkeit geben, mit negativen Zwangsgedanken fertig zu werden, noch ehe Sie mit der Arbeit beginnen.

Schreiben Sie einfach auf, was im Zielbereich herumliegt, z. B. *Papierkram, Kugelschreiber und Bleistifte, Plastiktüten, Pappkartons, Rechnungen, Zeitungen, Zeitschriften.*

Bereiten Sie Ihre Lernkarten der Kognitiven Therapie vor

Sobald Sie wissen, was Sie im Zielbereich erwartet, sollten Sie sich mit den Gedanken auseinandersetzen, die sich Ihnen nun aufdrängen. Wenn Ihnen klar ist, dass sich z. B. im Wohnzimmer oder auf der Couch unzählige Zeitungen stapeln, die Sie eigentlich wegwerfen müssten, von denen Sie sich aber nur schwer trennen können, sollten Sie Ihre im Rahmen der Kognitiven Verhaltenstherapie angefertigten Lernkarten zurate ziehen. Falls Sie schon eine Karte für diese spezielle Angst angelegt haben, rufen Sie sich die dem negativen automatischen Gedanken zugrunde liegenden Denkfehler ins Bewusstsein und sehen Sie sich die rationale Antwort noch einmal durch. Sofern Sie noch keine solche Karte ausgefüllt haben, holen Sie das jetzt nach. Denn es ist besser, eine rationale Antwort auf negative Zwangsgedanken parat zu haben, als diesen während des Aufräumens Gehör zu schenken.

Fotografieren Sie Ihren Zielbereich

Fotografieren Sie den Zielbereich vor und nach der Aufräumaktion. Der Kontrast zwischen dem Zustand »vorher« und dem Zustand »hinterher« wird Ihnen noch mehr positive Verstärkung geben und Ihr Selbstzutrauen und Ihre Motivation stärken. Sie können sich dann sagen: »Schau dir den Unterschied an! Das habe ich allein geschafft.«

Übung: Überblicken Sie die Gegenstände in Ihrem Zielbereich

Machen Sie in Ihrem Notizbuch eine grobe Liste der verschiedenen Dinge, die sich in Ihrem Zielbereich befinden. Rühren Sie dabei nichts an. Nehmen Sie einfach nur die Vogelperspektive ein und schreiben Sie auf, was Sie sehen. Wenn Ihnen dabei irgendwelche automatischen negativen Gedanken in den Sinn kommen, ziehen Sie Ihre Therapiekarten zurate. Falls keine entsprechende vorhanden ist, fertigen Sie diese jetzt an.

3. Schritt: Beginnen Sie mit dem Aufräumen mithilfe von dreieinhalb Kartons

Diese Methode ist das Kernstück unseres praktischen Therapieprogramms und wird für Sie, sofern richtig angewandt, von großem Vorteil sein. Allerdings könnte sie auch zu den Aspekten des Programms gehören, mit denen Sie sich am schwersten anfreunden werden. Doch sofern Sie ihr eine faire Chance geben, werden Sie sie schätzen lernen, vor allem dann, wenn Sie Erfolge erzielen. Je genauer Sie die Anweisungen befolgen, desto leichter und effektiver werden Ihnen die Aufräumarbeiten von der Hand gehen.

Diese Methode soll Ihnen helfen, Entscheidungen hinsichtlich Ihrer Besitztümer zu treffen. Halten Sie sich immer Ihr Ziel vor Augen: Zuerst gilt es, nutzbaren Wohnraum zurückzugewinnen, um später dann die Gegenstände dort unterzubringen, wo sie hingehören. Weiter oben haben wir Sie gebeten, Platz für eine provisorische Zwischenlagerung zu schaffen, um die während der Aufräumaktion benutzten Kartons dort abzustellen. Sobald ein beträchtlicher Teil der Zielbereiche (oder alle) von dem herumliegenden Zeug befreit sind, wenden Sie sich wieder diesen zwischenzeitlich gelagerten Kartons zu und verstauen Sie die Gegenstände, die Sie behalten möchten, in den jeweiligen Schränken und Schubladen. Im 7. und 8. Kapitel werden wir Ihnen dann Hilfestellung geben, wie Sie Ihre Sachen sinnvoll ordnen.

Wie Sie vermutlich aus dem letzten Abschnitt inzwischen gefolgert haben, werden Ihnen während der Aufräumphase drei mittelgroße Kartons und ein kleiner zur Verfügung stehen. Ihre Aufgabe besteht nun darin, jeden herumliegenden Gegenstand in einen dieser Kartons zu legen.

Karton für Dinge, die Sie behalten möchten, die aber aus dem Zielbereich verschwinden müssen

Nehmen wir an, der Zielbereich stellt ein Viertel des Küchentischs dar, und der erste Gegenstand, der Ihnen in die Hände fällt, ist ein Heftgerät, das dort eigentlich nicht hingehört. Da Sie es aber behalten wollen, kommt es in den Karton für Aufzubewahrendes.

Nun verspüren Sie vielleicht das Bedürfnis, aufzustehen, den Zielbereich zu verlassen und das Heftgerät dorthin zu tun, wo es Ihrer Meinung nach am richtigen Ort ist, z. B. im Arbeitszimmer. Dieser Versuchung sollten Sie jedoch nicht nachgeben, sondern das Heftgerät in den Karton legen. Später haben Sie genügend Zeit, es in der Schreibtischschublade verschwinden zu lassen. Halten Sie sich also strikt an das Behandlungsprogramm und konzentrieren Sie sich auf den Zielbereich. Das mag Ihnen anfangs sehr schwerfallen, aber Sie schaffen es!

»Schaukasten«

Dieser Karton ist für Dinge gedacht, die Sie behalten möchten und die im Zielbereich, etwa auf dem Küchentisch, bleiben sollen. Ihr Blick fällt z. B. auf einen Salz- und Pfefferstreuer, der Ihrer Meinung nach auf den Küchentisch gehört. Doch beim Aufräumen eines Zielbereichs soll dieser zunächst von allen herumliegenden Gegenständen frei geräumt werden; folglich ist es sinnvoll, den Streuer in den »Schaukasten« zu legen. Nachdem die Aufräumaktion abgeschlossen ist, können Sie ihn wieder hervorholen und auf den Küchentisch stellen.

Karton für Gegenstände, die weggeworfen oder anderweitig entsorgt werden sollen

Hier hinein kommen die Sachen, von denen Sie sich trennen möchten, egal ob sie nun weggeworfen, in einem Recyclinghof entsorgt, verkauft oder verschenkt werden sollen. Manche Leute teilen den Karton in verschiedene Bereiche auf, andere benutzen lieber einen Müllsack für wegzuwerfende Dinge. Beides ist möglich, wählen Sie die für Sie bequemste Lösung. Vergessen Sie jedoch nicht, konsequent zu sein.

Karton für Dinge, die keinen Aufschub dulden

Der »halbe«, d.h. kleine Karton ist nur für sehr wichtige Dinge bestimmt, denen Sie sich sofort widmen müssen. Angenommen Sie finden ein wichtiges schulisches Formular Ihres Kindes, das Sie sofort ausfüllen müssen, weil es am nächsten Tag abgegeben werden muss; oder Sie finden Bargeld oder einen Scheck; oder es fallen Ihnen Steuerrückzahlungsformulare in die Hände, einzureichen bis spätestens 14. April. Legen Sie diese Dinge in den kleinen Karton, in den nur solche Gegenstände kommen dürfen, die dringend erledigt werden müssen.

Es besteht allerdings die Gefahr, dass Sie in den »Karton für sofort zu Erledigendes« auch andere Gegenstände legen, um einer Entscheidung über deren weiteres Schicksal aus dem Weg zu gehen. Oder Sie überschätzen die Bedeutung sämtlicher Gegenstände im Zielbereich und würden am liebsten alle in diesen Karton geben.

Doch gelten auch für ihn dieselben Regeln wie für alle anderen Kartons: Wenn Sie etwas hineinlegen, bleibt es solange darin, bis Sie den Zielbereich komplett aufgeräumt haben. Danach können Sie sich umgehend den Gegenständen zuwenden, die, wie das Zeugnis Ihres Kindes oder der Steuerrückzahlungsbescheid, sofort unterschrieben bzw. ausgefüllt werden müssen. Alle anderen Dinge, die Sie behalten wollen, aber keine sofortige Erledigung erfordern, wandern ohne Wenn und Aber in den »Karton für Aufzubewahrendes«.

Manche Gegenstände werden aufgrund ihrer Größe oder Sperrigkeit nicht in den für sie eigentlich bestimmten Karton passen. Stellen Sie diese direkt neben den jeweiligen Karton.

Nehmen Sie einen Gegenstand nur einmal in die Hand

Das Behandlungsprogramm selbst ist ein relativ einfaches Verfahren. Es gibt jedoch noch eine andere Regel, die Sie verstehen müssen, ehe Sie mit dem Aufräumen beginnen. Sie lautet: Nehmen Sie einen Gegenstand nur einmal in die Hand.

Vergessen Sie nicht, dass Ihr Denkmuster »Ich lege das Ding erst einmal hier hin« nicht funktioniert und allenfalls zu Ihrer allgemeinen Unordnung beigetragen hat. Sobald Sie einen Gegenstand einmal in die richtige Kiste getan haben, dürfen Sie ihn nicht wieder daraus entfernen. Stellen Sie sich vor, der Gegenstand wäre mit einem extrastarken Leim überzogen, sodass er, sobald er im Karton liegt, dort für immer festklebt. Auf diese Weise gewinnen Sie Vertrauen in Ihre Entscheidungsfähigkeit.

Ihre Fähigkeiten sind gefragt, nicht die anderer Leute

Haben Sie schon einmal einen Freund oder Verwandten zu sich nach Hause geholt und ihn das Aufräumen zum großen Teil (oder ganz) für Sie erledigen lassen? Wie lange konnten Sie nach einer solchen energischen Aufräumaktion Ihre Wohnung oder Ihr Haus von Gerümpel frei halten? Falls Sie dieses Buch lesen, ist Ihnen das aller Wahrscheinlichkeit nach nicht sehr lange gelungen. Wie kommt das? Vermutlich weil Sie nichts dazugelernt haben, was das Aufräumen und Putzen einer Wohnung oder eines Hauses betrifft. Die einzige Erkenntnis, die Sie daraus gewonnen haben dürften, ist, dass Sie jemanden brauchen, der das Aufräumen für Sie besorgt.

In vielen Fällen erbieten sich Freunde oder Verwandte von Messies, in deren Wohnungen aufzuräumen, weil sie selbst die Unordnung nicht mehr sehen können oder weil sie den Eindruck haben, dass der hortende Mensch dazu einfach nicht in der Lage ist.

Wenn eine andere Person Ihren Müll für Sie wegräumt, türmt er sich in der Regel schnell wieder auf. Das stimmt Sie verwirrt und ärgerlich, und ehe Sie es sich versehen, ist die alte Unordnung wieder da. Auch auf anderen Gebieten kann gut gemeinte Hilfe das Gegenteil dessen bewirken, was sie beabsichtigt. Stellen Sie sich vor, Ihr Sohn kommt im Fach Mathematik auf keinen grünen Zweig. Sie sehen, wie er sich mit seinen Hausaufgaben quält, und weil Sie ihm aus dieser Notlage helfen möchten, machen Sie sie für ihn. Wie aber wird er mit den Klassenarbeiten zurechtkommen, wenn Sie die Rechenaufgaben für ihn lösen? Wäre es nicht besser für Ihren Sohn, wenn Sie ihm einen Nachhilfelehrer besorgten, der ihm die Mathematik mit anderen Methoden nahe bringt, sodass er am Ende bessere Mathematiknoten erzielte? Dasselbe gilt für Sie.

Deshalb raten wir Ihnen dringend, das Aufräumen selbst zu erledigen. Sie haben den Vorteil, dass einzig und allein Sie entscheiden können, was mit Ihrem Kram geschehen soll. Da Ihnen niemand hineinredet, kommt es zu keinen Streitigkeiten oder Auseinandersetzungen während des Aufräumens. Und je reibungsloser das Programm vonstattengeht, desto mehr Wirkung wird es zeigen. Wenn Sie und Ihr Freund sich andauernd darüber stritten, in welchen Karton dieser oder jener Gegenstand gehört, wäre das Programm lange nicht so effektiv.

Wenn der Zielbereich aufgeräumt ist

Nachdem Sie jeden einzelnen Gegenstand, der im Zielbereich herumlag oder -stand, erfolgreich in einen der dreieinhalb Kartons befördert haben, bleibt für Sie noch einiges zu tun.

Angenommen Sie haben das erste Viertel des Küchentischs frei geräumt. Nun geht es wie folgt weiter:

1. Leeren Sie den Karton mit den Gegenständen, die keinen Aufschub dulden, und kümmern Sie sich darum. Alles, was nicht sofort erledigt werden muss, wandert in den Karton mit den Dingen, die Sie behalten möchten.
2. Entsorgen Sie den Inhalt des Kartons für Wegzuwerfendes. Geben

Sie diese Gegenstände in die Mülltonne (vorzugsweise in eine, welche die Müllabfuhr unmittelbar darauf leeren wird). Wenn es in Ihrer Kommune ein Recycling-Programm gibt, dann stecken Sie die entsprechenden Gegenstände in die dafür vorgesehenen Behälter, andernfalls müssen Sie sie selbst in einem Recycling-Hof entsorgen. Alle Objekte, die verschenkt oder verkauft werden sollen, legen Sie in den provisorischen Abstellbereich.

3. Der Inhalt des Kartons mit den Dingen, über deren Verbleib Sie sich noch nicht schlüssig sind, verbleibt an seinem Ort, bis die gesamte Aufräumaktion (in diesem Fall der gesamte Küchentisch) abgeschlossen ist. Sie können diesen Karton für die noch zu tätigenden Aufräumaktionen im Zielbereich (die anderen drei Viertel des Küchentischs) benutzen.
4. Beschriften Sie den Karton mit den Dingen, die Sie behalten möchten, damit Sie später wissen, aus welchem Zielbereich die Gegenstände stammen. Schreiben Sie mit schwarzem Markierstift außen auf den Karton z. B. *erstes Viertel des Küchentischs* und listen Sie darunter die darin verstauten Dinge auf, bitte nicht jeden einzelnen Gegenstand. Schreiben Sie z. B.: *Stifte, Versicherungsunterlagen, Plastiktüten* etc.
5. Stellen Sie alle Kartons in den zuvor geschaffenen provisorischen Abstellbereich und lassen Sie sie solange dort stehen, bis Sie den nächsten Zielbereich in Angriff nehmen. Verfahren Sie ebenso, wenn Sie den Zielbereich noch nicht vollständig aufräumen konnten oder eine lange Pause einlegen müssen. Sollten Sie den Zielbereich für längere Zeit teilweise unaufgeräumt lassen, so müssen Sie sich versprechen, keine neuen Dinge dorthin zu bringen. Sie müssen Ihre gemachten Fortschritte bewahren. Wir können gar nicht genug betonen, wie wichtig es ist, den Bereich von Krimskrams frei zu halten.
6. Machen Sie ein Foto von dem frisch gesäuberten Zielbereich, das Sie dann mit dem »vorher« geschossenen vergleichen und feststellen können, welchen Unterschied Ihre Arbeit bewirkt hat. Falls Sie eine Polaroid-Kamera besitzen, so schreiben Sie auf das Foto: »Das habe ich heute (Datum) geschafft«. Wenn Sie den Film entwickeln

lassen müssen, so tun Sie das so schnell wie möglich, damit Sie eine positive visuelle Verstärkung erleben. Am schnellsten und günstigsten können Sie sich Fotos ansehen, die mit einer Digitalkamera aufgenommen wurden. Sie können sie am Computer betrachten oder ausdrucken. Tragen Sie diese Fotos nach Möglichkeit bei sich. Nehmen Sie, wann immer Sie Niedergeschlagenheit oder Trauer zu übermannen drohen, die beiden Fotos zur Hand und schauen Sie sich an, was Sie geleistet haben. Das wird Ihre Stimmung verbessern und Sie motivieren, mit dem Aufräumen fortzufahren.

4. Schritt: Bewahren Sie die Verbesserungen, die Sie erzielt haben

Nachdem Sie sich um die sofort zu erledigenden Dinge gekümmert und die anderen Kartons vorübergehend weggestellt haben, sollten Sie zum Zielbereich zurückkehren und sich Ihre Fortschritte ansehen. Seien Sie stolz auf sich, denn *Sie* haben das geschafft! Oftmals jedoch richten Leute den Blick anderswohin und sagen: »Ach ja, aber schau dir den anderen Krempel an!« Hier liegt einer der bereits genannten Denkfehler vor: die Neigung, das Positive zu entwerten.

Es mag zwar sein, dass die Unordnung noch immer die Ordnung überwiegt, doch Ihre Aufgabe bestand darin, den Zielbereich aufzuräumen, und diese Aufgabe haben Sie gemeistert. Wenn Ihnen dies einmal gelungen ist, wird es Ihnen immer wieder gelingen. Sie wissen nun, dass Sie die Fähigkeit besitzen, Unordnung zu beseitigen und Ihre Ziele zu erreichen. Von nun an trifft die Behauptung »Ich kann meinen Kram nicht aufräumen« nicht mehr zu.

Vor allem aber müssen Sie sich einprägen, dass die von herumliegendem Kram frei geräumten Zielbereiche nicht mehr als Ablagen für Ihre Sachen genutzt werden dürfen. Wenn Sie Ihre alten, schlechten Gewohnheiten wieder aufnehmen und Dinge in Bereichen herumliegen lassen oder abstellen, die Sie zuvor aufgeräumt haben, wird Ihre harte Arbeit umsonst gewesen sein und Sie werden sich wie ein hoffnungsloser Fall vorkommen.

Anfangs mag dies leichter gesagt als getan sein. Wenn Sie allerdings auf dem von der Therapie vorgegebenen Pfad weiter gehen, werden Sie befriedigt und voller Stolz Ihren Erfolg betrachten und sehr motiviert sein, Ihre Wohnung sauber und ordentlich zu halten. Die Wahrscheinlichkeit, dass dies ausgerechnet bei Ihnen nicht funktioniert, ist gering.

Wenn aus irgendeinem Grund ein Gegenstand doch wieder in die zuvor aufgeräumten Zielbereiche gelangt, müssen Sie ihn entfernen, ehe Sie sich einem neuen Zielbereich zuwenden. Vergessen Sie nicht, dass der Aufräumprozess nur die eine Hälfte der Arbeit darstellt; die andere Hälfte besteht darin, die Forschritte, die Sie gemacht haben, zu bewahren.

Machen Sie von dem wieder erlangten Wohnraum Gebrauch

Als Nächstes sollten Sie die Früchte Ihrer harten Arbeit genießen. Nutzen Sie den Platz, den Sie geschaffen haben, auf irgendeine sinnvolle Weise. Sobald Sie z. B. ein Drittel des Küchentischs von dem darauf herumliegenden Kram befreit haben, sollten Sie dort Ihre Mahlzeiten einnehmen. Wenn Sie einen Lehnstuhl oder einen Teil des Sofas frei geräumt haben, dann nutzen Sie diesen Platz, um sich auszuruhen, zu lesen oder eine Strategie zu entwickeln, wie Sie Ihren nächsten Zielbereich in Ordnung bringen.

Je ausgiebiger Sie z. B. von Ihrem wieder funktionsfähigen Fernsehsessel Gebrauch machen, desto stärker wird Ihnen daran gelegen sein, den erreichten Zustand zu erhalten.

5. Schritt: Nehmen Sie sich einen neuen Bereich vor

Nachdem Sie den ersten Zielbereich erfolgreich aufgeräumt haben, können Sie den nächsten in Angriff nehmen. Aber vergessen Sie nicht: Wenn Ihr erster Zielbereich ein Teil eines größeren Vorhabens war, dann ist Ihr nächster Zielbereich der Rest desselben Projekts. Wenn Sie also z. B. gestern ein Drittel des Küchentischs frei geräumt haben, dann muss Ihr Augenmerk nun dem zweiten Drittel des Tisches gelten. Kurzum, Sie dürfen unter keinen Umständen der Versuchung nachgeben, von einem nicht abgeschlossenen Vorhaben zu einem anderen überzugehen!

Die erste Aufräumaktion ist insofern etwas Besonderes, als es keine zuvor aufgeräumten Zielbereiche gibt, die es zu bewahren gilt. Bei jeder weiteren werden Sie sich zunächst ein paar Minuten Zeit nehmen müssen, um Ihre bereits von herumliegendem Kram befreiten Zielbereiche in dem erreichten Zustand zu erhalten. Schauen Sie nach, ob Gegenstände herumliegen, die dort nicht hingehören, und bringen Sie sie weg. Lassen Sie sich dabei aber nicht ablenken – vergessen Sie nicht: Sie sind kein Straßenbauarbeiter.

Und nun viel Glück und gutes Gelingen beim Aufräumen!

Scheuen Sie sich nicht, wenn Ihnen dieses Vorgehen etwas merkwürdig vorkommt. An neue Verfahren muss man sich erst gewöhnen, ehe sie zur angenehmen Routine werden.

7. Wie Sie sich besser organisieren

Verschiebe nicht auf morgen, was du heute kannst besorgen!
Redensart

Inzwischen haben Sie einige Bereiche Ihrer Wohnung oder Ihres Hauses erfolgreich in Angriff genommen und aufgeräumt. Herzlichen Glückwunsch! Sie sehen nun allmählich, dass sich Ihre harte Arbeit auszahlt. Außerdem steht Ihnen nun mehr Raum zur Verfügung, sodass Sie sich in Ihren vier Wänden frei bewegen und wohl fühlen können.

Versteckte Unordnung: Regale, Schubladen und Schränke

Im vorigen Kapitel haben wir Ihnen ans Herz gelegt, mit dem Aufräumen in gut sichtbaren Bereichen Ihrer Wohnung zu beginnen, damit Sie möglichst schnell ein Erfolgserlebnis haben und einen weiteren Motivationsschub bekommen. Der erste Abschnitt des vorliegenden Kapitels wird nun skizzieren, wie Sie die weniger sichtbaren, aber ebenso wichtigen Bereiche Ihres Zuhauses angehen und in Ordnung bringen. Dann werden wir darüber sprechen, wie Sie Ihre Sachen unterbringen können, und Ihnen einige organisatorische Tipps geben.

Übung: Schätzen Sie ein, wie es Ihnen geht

Nehmen Sie Ihr Notizbuch zur Hand und schlagen Sie eine neue Seite auf. Schreiben Sie Ihre Gedanken und Gefühle darüber nieder, wie es

Ihnen bisher beim Aufräumen ergangen ist. Entsprechen die Fortschritte Ihren Erwartungen? Sind Sie überrascht oder nicht? Warum? Fühlen Sie sich stärker motiviert, nachdem Sie einige große, gut sichtbare Bereiche aufgeräumt haben?

Notieren Sie als Nächstes einige Ihrer Bedenken darüber, wie es wohl weitergehen wird. Vielleicht sind Sie verletzt oder verärgert, weil andere Leute nicht so recht zu schätzen wissen, was Sie geleistet haben, oder vielleicht fragen Sie sich besorgt, ob Sie das Erreichte auch weiterhin bewahren können. Falls Ihnen solche oder ähnliche Gedanken durch den Kopf gehen, müssen Sie sich jetzt mit ihnen auseinandersetzen. Nutzen Sie die Strategien der Kognitiven Therapie, um diese Gedanken zu überwinden, bevor Sie mit dem Programm fortfahren.

Nun gilt es, dort aufzuräumen, wo die Unordnung nicht sofort ins Auge fällt. Sie müssen Wandschränke, Garderoben, Abstellräume, Schreibtischschubladen, kleinere Tische, Medizinschränkchen, Aktenschränke, Bücherregale, Küchenschubladen und Kleinmöbel in Angriff nehmen. Fühlen Sie sich nicht schlecht, wenn es Ihnen davor graut. Es kommt sehr häufig vor, dass Schubläden, Wandschränke und dergleichen mit allem möglichen Zeug derart zugestopft sind, dass es einige Behändigkeit erfordert, sie zu öffnen oder zu schließen. Messies scheuen sich oft, ihre Schränke zu öffnen, weil sie befürchten, von herabstürzenden Gegenständen getroffen zu werden. Das ist nicht ungefährlich, wenn es sich um große und schwere Dinge wie etwa Bowlingkugeln, Skier oder auch dicke Bücher handelt. In solchen Fällen sollte man dann besser einen Helm aufsetzen. Es kann aber auch sein, dass Ihre Schränke und Schubladen vollständig leer sind, vielleicht weil Sie sich nicht entscheiden konnten, wohin Sie Ihre Sachen tun sollen, oder sich vornahmen, sie zuerst zu sortieren und später dann in die passenden Schränke und Schubladen einzuordnen, wozu es aber nie kam.

Tipps und Strategien für die versteckte Unordnung

Egal in welchem Zustand sich die weniger ins Auge fallenden Bereiche Ihrer Wohnung befinden, Sie müssen entscheiden, welche dort verstauten Gegenstände Sie behalten und welche Sie ausrangieren wollen. Ihr Ziel bleibt das gleiche wie im 6. Kapitel: Sie müssen die Dinge wegwerfen, die Sie nicht mehr brauchen, und dürfen nur diejenigen behalten, die Sie noch brauchen. Später werden Sie dann entscheiden, wo Sie sie aufbewahren. Vollziehen Sie die im 6. Kapitel erläuterten Schritte.

Wenden Sie weiter die Methode der dreieinhalb Kartons an

Es könnte sein, dass Sie sich versucht fühlen, von dem vorgezeichneten Weg abzuweichen. Nehmen wir an, Sie finden beim Ausräumen eines Wandschranks ein Paar lange vermisster Lieblingsschuhe und wollen Sie sofort in Ihr Schlafzimmer bringen, damit Sie sie später nicht vergessen. Dieser Versuchung müssen Sie unter allen Umständen widerstehen! Die Schuhe von einem Zimmer in ein anderes zu stellen, bedeutet den Krempel nur von einem Bereich in den nächsten zu verlagern. Bekämpfen Sie diese Neigung und legen Sie die Schuhe in den Karton mit den Dingen, die Sie behalten möchten.

Versuchen Sie, auch die weniger sichtbaren Bereiche in kleinere, überschaubarere Einheiten aufzuteilen. Wenn beispielsweise Ihr Garderobenschrank sechs Schubladen hat, so nehmen Sie sich jede einzeln vor. Auf diese Weise werden Sie viel produktiver sein und sich besser fühlen, als wenn Sie zu viel auf einmal in Angriff nehmen und dabei frustriert werden.

Vergessen Sie nicht, alle zuvor leer geräumten Bereiche in ihrem Zustand zu erhalten

Wahrscheinlich werden Sie beim Ausmisten der Schränke etc. einen zuvor bereits aufgeräumten Bereich benutzen. Vielleicht leeren sie den Inhalt einer Schublade auf dem schon frei geräumten Küchentisch aus, um besser entscheiden zu können, was davon aufgehoben und was weggeworfen werden soll. Das ist ganz in Ordnung, sofern Sie den Tisch wieder vollständig leer räumen, wenn Sie mit der Schublade fertig sind. Vergessen Sie nicht, sich genug Zeit zu nehmen, um jeden Zielbereich vollständig in Ordnung zu bringen. Andernfalls wird sich schnell wieder neuer Kram anhäufen. Besonders wichtig ist es, dass Sie Ihren inzwischen wieder nutzbaren Wohnraum von herumliegenden Dingen frei halten. Darüber, wie Sie Rückfälle vermeiden können, sprechen wir im 8. Kapitel.

Machen Sie weiter von dem »Schaukasten« Gebrauch

Beim Ausräumen von weniger sichtbaren Bereichen wie Schubladen und Schränken vergessen die Leute gern, ihren »Schaukasten« zu gebrauchen, weil einige Gegenstände ohnehin in den Schubladen und Schränken aufbewahrt werden sollen. Damit weichen sie jedoch vom Aufräumprogramm ab. Denn es gilt, einen Zielbereich zunächst völlig leer zu räumen, die darin gefundenen Gegenstände in die dreieinhalb Kartons zu sortieren und erst danach zu entscheiden, wo sie endgültig verstaut werden sollen.

In Zielbereichen, deren Bedeutung offensichtlich ist, fällt die Entscheidung, wohin bestimmte Gegenstände gehören, leichter. Sie wissen, wozu ein Küchentisch, ein Sofa oder ein Bett da sind, aber wie jede einzelne Schublade im Küchenschrank genutzt werden soll, müssen Sie selbst entscheiden, bevor Sie mit dem Ausmisten und Aufräumen beginnen. Doch davon später mehr. Vorerst müssen Sie nicht genau wissen, welche Dinge die einzelnen Zielbereiche aufnehmen sollen, sondern nur eine grobe Vorstellung davon haben.

Achten Sie auf Ihre Gesundheit

Während Sie in Ihrem Haus saubermachen, müssen Sie vielleicht, besonders wenn Sie die Schränke, Schubladen und andere weniger sichtbare Bereiche in Angriff nehmen, niesen, husten oder Sie bekommen Kopfschmerzen. Möglicherweise finden Sie nun die Erklärung für einige Ihrer rätselhaften chronischen Beschwerden. Wie schon erwähnt, leiden Messies häufiger als andere Menschen an Kopfschmerzen, Asthma, Husten, Allergien, Müdigkeit, Lethargie und Schlafproblemen.

Zwei der schlimmsten Übeltäter sind Staub und Schmutz, die Ihnen beim Aufräumen Ihrer Wohnung bestimmt einige Unannehmlichkeiten bescheren werden. Der beim Verrücken der Möbel aufgewirbelte Staub kann z. B. Kopfschmerzen oder Allergien hervorrufen.

Möglicherweise beeinträchtigen solche körperlichen Beschwerden Sie so sehr, dass Sie das Ziel des hier skizzierten Programms aus den Augen verlieren, sich ablenken lassen und darüber hinaus niedergeschlagen und verzweifelt sind, weil Sie die Wohnung seit langer Zeit nicht mehr geputzt haben. Solche Schuldgefühle wirken sich dann nachteilig auf Ihre Motivation aus.

Hier einige Vorschläge, wie Sie besser mit Staub und Schmutz fertig werden:

- Versuchen Sie, beim Aufräumen so viele Fenster wie möglich geöffnet zu lassen.
- Benutzen Sie den Staubsauger, sobald Sie den Fußboden von herumliegendem Kram befreit haben. Warten Sie nicht, bis das ganze Zimmer aufgeräumt ist. Erstens können beim Wegräumen des Mülls gefährliche Gegenstände wie Nägel, Nadeln, Heftklammern oder Glasscherben zum Vorschein kommen, die ein gewisses Verletzungsrisiko darstellen. Zweitens werden Sie mehr positive Verstärkung erfahren, wenn Sie einen frisch gesaugten Fußboden vor sich sehen.
- Verwenden Sie Putzmittel, um Staub und Schmutz von den Regalen, aus den Schränken, Schubläden und ähnlichen nicht so leicht einsehbaren Bereichen zu entfernen. Noch einmal: Warten Sie damit nicht bis zum Ende der Aufräumaktion!
- Benutzen Sie Masken für Nase und Mund, wenn Sie wissen, dass der Zielbereich besonders staubig ist.
- Waschen Sie sich nach jeder Aufräumaktion sorgfältig die Hände. So vermeiden Sie es, Krankheitserreger in der Luft oder in Lebensmitteln zu verbreiten.

Übung: Benennen Sie weniger ins Auge fallende Zielbereiche

Nehmen Sie Ihr Notizbuch zur Hand und schreiben Sie auf, welche weniger einsehbaren Bereiche Sie als Nächstes in Angriff nehmen möchten. Legen Sie Zeiten fest, in denen Sie diese entrümpeln werden, und vergessen Sie nicht, sich nach getaner Arbeit zu belohnen. Auch hier ist es sehr wichtig, dass Sie einen Bereich nach dem anderen angehen und nicht von dem Programm abweichen. Viel Glück!

Unentschlossenheit

Uns ist natürlich klar, dass Aufräumaktionen zuweilen sehr schwierig sein können, und deshalb möchten wir Ihnen ein paar Tipps geben, damit sie Ihnen leichter von der Hand gehen. Wenn Ihnen die Entscheidung schwerfällt, ob Sie bestimmte Dinge behalten sollen, oder wenn Ihre Kartons mit den aufzubewahrenden Gegenständen aus allen Nähten zu platzen drohen, werden diese Vorschläge helfen.

Alte Kleidungsstücke

Da alte Kleidungsstücke einen beträchtlichen Teil des zur Verfügung stehenden Stauraums einnehmen können, ist es sehr wichtig, Entscheidungen zu treffen, wie man mit ihnen verfährt. Wir haben festgestellt, dass sich Messies (aber nicht nur sie) aus den verschiedensten Gründen nicht von ihren alten Klamotten trennen wollen. Hier einige Vorschläge, wie man diese Gründe hinterfragt.

Wenn Sie Kleidungsstücke aufbewahren, weil Sie sie vielleicht irgendwann einmal wieder tragen möchten

Beachten Sie die 75-25 Regel: Die meisten Menschen tragen 25 Prozent ihrer Garderobe etwa zu 75 Prozent des Jahres. Ist das auch bei

Ihnen der Fall? Sehen Sie sich Leute in Ihrem Bekanntenkreis an. Sind sie täglich vollständig neu gekleidet, oder kommen sie in Abständen immer wieder im selben Outfit? Vermutlich trifft eher Letzteres zu.

Fragen Sie sich nun, wie viele der von Ihnen soeben in Ihrem Schrank wieder entdeckten Kleidungsstücke Sie tatsächlich brauchen. Tragen Sie sie wirklich alle? Dies ist eine gute Gelegenheit, auf die Ihnen bereits bekannten Strategien der Kognitiven Therapie zurückzugreifen. Im Grunde braucht der Mensch zum Überleben nur Nahrung, Wasser und Schutz gegen die Unbilden der Witterung. Die hilfreichere Frage, die Sie sich stellen sollten, lautet daher, ob Sie ohne all diese Klamotten auskommen können.

Wenn Ihnen die Beantwortung dieser Frage schwerfällt, so überlegen Sie, ob Sie ein bestimmtes Kleidungsstück im Laufe des letzten Jahres getragen haben. Wenn nicht, sollten Sie es ausrangieren. Möglicherweise behalten Sie es nur deshalb, weil Sie meinen, es werde irgendwann mal wieder modern. Aber vergessen Sie nicht, selbst wenn z. B. Schlaghosen wieder in Mode kommen, dann sicher in einer trendigeren Version als jene, die Sie jahrzehntelang aufgehoben haben.

Ferner geht dadurch wertvoller Platz in Ihrem Schrank verloren, in den Sie die Kleidungsstücke hängen oder legen könnten, die Sie tatsächlich meistens (zu 75 Prozent der Zeit) tragen. Ist es nicht merkwürdig, dass Sie die »für alle Fälle« aufbewahrten Kleidungsstücke in Ihrem Schrank horten, während diejenigen, die Sie fast tagtäglich anziehen, auf den Möbeln oder sonst irgendwo in Ihrer Wohnung herumliegen? Noch einmal: Wenn Sie ein Kleidungsstück länger als ein Jahr nicht getragen haben, sollten Sie es besser in die Altkleidersammlung geben oder verschenken.

Wenn Sie Kleidung behalten, bis sie einem guten Zweck zugeführt werden kann

Vielleicht behalten Sie Ihre alte Kleidung, weil Sie sie einem guten Zweck zuführen, etwa einer Wohlfahrtsorganisation spenden möchten. Möglicherweise haben Sie auch die abgelegten Kleidungsstücke Ihrer Kinder einer Verwandten oder Nachbarin versprochen.

Doch alle diese ehrenwerten Absichten führen zu nichts, wenn Kleiderberge noch nach Monaten oder Jahren Ihre Schränke verstopfen oder sich auf dem Fußboden türmen. Es gibt sogar Messies, die neue Kleidungsstücke kaufen, um sie später zu verschenken.

Fragen Sie sich selbst, wie oft Sie ein Kleidungsstück aus Ihrem Schrank genommen und es jemandem geschenkt haben. Möglicherweise ist dies einige Male geschehen, doch rechtfertigt dies das Durcheinander in Ihrer Wohnung? Wir raten Ihnen, alle Kleidungsstücke, die Sie ein Jahr lang nicht getragen haben, in den Karton für Dinge zu tun, die Sie ausrangieren möchten. Später können Sie sie z. B. dem Roten Kreuz geben oder einer bestimmten Person schenken. Vergessen Sie nicht: Ihr gegenwärtiges Ziel muss sein, wertvollen Stauraum zurückzugewinnen für die Kleidungsstücke, die Sie tatsächlich tragen, damit sie nicht herumliegen und die Unordnung vergrößern.

Wenn Sie Kleidungsstücke behalten, bis sie gewaschen sind

Vielleicht wollten Sie Ihre alten Klamotten tatsächlich weggeben, konnten sich aber nicht dazu entschließen, weil Sie nicht die Zeit hatten, um sie zu waschen, zu bügeln oder in die Reinigung zu bringen. Wir raten Ihnen, sie in ihrem gegenwärtigen Zustand wegzugeben. Wenn sie schlimm verfleckt, eingerissen oder nicht mehr tragbar sind, sollten Sie sie sofort in die Mülltonne werfen. Tragbare Kleidung wandert in den Karton für Auszurangierendes, um anschließend verschenkt zu werden oder in einer Kleidersammlung zu landen.

Denken Sie an die Räumungsverkäufe in Kaufhäusern. Wenn dort schadhafte oder angeschmutzte Kleidungsstücke verkauft werden, warum sollten dann Sie Ihre Klamotten, die Sie ausrangieren möchten, zuvor erst waschen oder in die Reinigung geben?

Falls Sie sich Sorgen machen, was andere Leute denken könnten, wenn Sie ungewaschene Kleidungsstücke weggeben, so sollten Sie mithilfe der Strategien der Kognitiven Therapie Ihre Gedanken hinterfragen. Welchen Anhaltspunkt gibt es, dass man Sie kritisiert, weil Sie die Kleidungsstücke nicht zuvor haben reinigen lassen?

Warum brauchen Sie die Zustimmung anderer Leute? Wo steht geschrieben, dass nicht auch ungewaschene Kleidungsstücke geschätzt werden?

Zeitschriften, Zeitungen und lose Blätter

Diese Artikel machen in den Wohnungen oder Häusern von Messies gewöhnlich einen großen Teil der Unordnung aus. Ist das bei Ihnen auch so? Wenn ja, warum heben Sie sie auf? Falls Sie der Meinung sind, dass jemand, der keine Zeitungen oder andere Druckerzeugnisse liest, dumm oder ungebildet ist, so hinterfragen Sie diesen Gedanken nach dem im 5. Kapitel beschriebenen Verfahren der Kognitiven Therapie. Es ist wichtig, dass Sie eine rationale Antwort entwickeln, ehe Sie sich zu entschließen versuchen, diese Druckerzeugnisse zu entsorgen.

Wenn dies auf Sie nicht zutrifft oder Sie bereits zu einer vernünftigeren Auffassung gelangt sind, es Ihnen aber dennoch schwerfällt zu entscheiden, ob Sie Zeitungen aufbewahren oder wegwerfen sollen, so seien Sie nicht beunruhigt. Hier ein paar Tipps:

Erstens sind die meisten Druckerzeugnisse schnell veraltet. Das gilt insbesondere für Zeitungen. Und zweitens erhalten Sie dieselben Informationen durch Radio- und Fernsehprogramme. Innerhalb von fünf bis sieben Monaten sind auch Zeitschriften überholt, manchmal schon nach noch kürzerer Zeit.

Deshalb raten wir Ihnen, für Druckerzeugnisse die Sechs-Monate-Regel zu befolgen: Wenn die Ausgabe einer Zeitschrift älter als sechs Monate ist, sollten Sie sie recyceln oder entsorgen. Freilich gibt es Ausnahmen von dieser Regel, wenn eine Zeitung über etwas berichtet, das Ihnen am Herzen liegt. Aber im Allgemeinen okkupieren Zeitungen und Magazine nur wertvollen Wohnraum.

Vergessen Sie außerdem nicht, dass es im Zeitalter des Internets andere Möglichkeiten gibt, sich die entsprechenden Informationen zu beschaffen. Fast alle größeren Zeitungen und Magazine haben eigene Websites, auf denen Sie die jeweiligen Berichte, Artikel und Kommentare nachlesen können. Überdies finden Sie viele Zeitungen und Zeitschriften in Ihrer örtlichen Bibliothek, für den Fall, dass Sie die gedruckte Version der Beiträge vorziehen. Das Wissen um die Verfügbarkeit alternativer Informationsquellen kann die Entscheidung, sich von alten Zeitungen etc. zu trennen, zuweilen erleichtern.

Wenn Sie Druckerzeugnisse solange behalten wollen, bis Sie dazu kommen, bestimmte Artikel auszuschneiden und abzuheften, ist die Wahrscheinlichkeit groß, dass dies nie geschehen wird. Überlegen Sie, wann Sie das letzte Mal tatsächlich einen Artikel ausgeschnitten, abgeheftet und hinterher gelesen haben. Und selbst wenn, war dies die Unordnung in Ihrer Wohnung wert?

Am Anfang ist es besser, kurzen Prozess zu machen und alle Zeitungen zu entsorgen, bis Sie Ihr zwanghaftes Horten in den Griff bekommen haben.

Plastik- und Papiertüten

Während Ihrer Aufräumaktionen haben Sie vermutlich eine Menge Papier- und Plastiktüten gefunden. Lassen Sie sich davon nicht entmutigen; Messies neigen dazu, solche Gegenstände aufzuheben, »für den Fall, dass« sie später einmal benötigt werden. Wahrscheinlich haben Sie jedoch beträchtlich mehr Tüten und Säcke aufgehoben, als Sie jemals brauchen werden, und auf diese Weise zum Durcheinander in Ihrer Wohnung beigetragen und wichtigen Stauraum vergeudet.

Vielleicht möchten Sie aus dem Wust der Tüten und Säcke jene heraussuchen, die noch in gutem Zustand sind, und diese dann behalten. Oder Sie wollen ein paar alte für den Abfall und ein paar hübschere für besondere Gelegenheiten aufheben. Wie dem auch sei, beschränken Sie sich dabei auf möglichst wenige Exemplare.

Hilfreich ist hierbei, sich folgende Regel zu setzen: Behalten Sie so viele Plastiktüten, wie Sie in eine Tüte hineinstopfen können, ohne Mühe zu haben, diese dann zuzubinden. Normalerweise lassen sich fünfzehn Plastiktüten in einer leeren verstauen. Je nach ihrer Größe bringen Sie fünf bis zehn zusammengefaltete Papiertüten in einer leeren unter. Somit haben Sie eine hinreichende Anzahl von Tüten zur

Hand, für den Fall, dass Sie sie später einmal brauchen. Legen Sie die aufzubewahrenden Tüten in den entsprechenden Karton.

Mehrfach vorhandene Gegenstände

Möglicherweise fällt Ihnen auch die Entscheidung schwer, was Sie mit Gegenständen machen sollen, von denen Sie mehrere oder viele haben. Egal, ob es sich dabei um Broschüren, Handzettel, Postwurfsendungen oder dergleichen handelt, und gleichgültig, wie Sie zu diesen gekommen sind, Sie müssen einige (wenn nicht die meisten) ausrangieren.

Beschränken Sie sich auf maximal zwei Exemplare, doch dies sollte die Ausnahme und nicht die Regel sein. Angenommen Sie finden mehrere Exemplare eines Flugblatts, das Sie für eine Theateraufführung in der Schule Ihrer Tochter verfasst haben und das Ihnen irgendwie am Herzen liegt. In diesem Fall wäre es annehmbar, ein paar davon aufzuheben und den Rest wegzuwerfen. Aber dann stoßen Sie als Nächstes auf mehrere Einladungsschreiben zu einer kirchlichen Feier, die vor über sieben Jahren stattfand. Sie haben die Feier verpasst, und die Zettel mit der Einladung bedeuten Ihnen nichts. Folglich wäre es vernünftig, ausnahmslos alle zu entsorgen.

Mit Kugelschreibern, Bleistiften und Radiergummis sollten Sie ebenso verfahren. Während des Aufräumens finden Sie vielleicht eine enorme Menge solcher Schreibutensilien. Oft ist es Messies gar nicht klar, dass sie über so viele verfügen, weil diese überall verstreut sind und sie vor lauter Kram keinen einzigen Bleistift finden. Deshalb kaufen sie dann neue oder nehmen welche von der Arbeit mit nach Hause. Wir empfehlen Ihnen, insgesamt fünf Kugelschreiber oder Bleistifte auf Ihrem Schreibtisch und weitere fünf in der Küche oder beim Telefon liegen zu haben.

Prüfen Sie die gefundenen Schreibutensilien auf ihre Tauglichkeit; das wird Ihnen die Entscheidung erleichtern, welche Sie wegwerfen sollten. Falls ein billiger Kugelschreiber nicht mehr schreibt und der Radiergummi steinhart ist, so legen Sie sie in den Karton für Wegzuwerfendes.

Wenn Sie noch immer Dinge in mehrfacher Ausführung kaufen, dann hören Sie sofort damit auf. Sofern Sie nicht unmittelbar mehrere Vasen, Pfannen oder Flaschen mit Ketchup brauchen, besteht keine Notwendigkeit zu deren Anschaffung. Sie machen sich das Leben nicht leichter, indem Sie alles auf einmal kaufen. Im Gegenteil, Sie erschweren sich Ihren Alltag und vergrößern das Chaos bei sich zu Hause. Führen Sie sich dies mit Hilfe einer zuvor angefertigten Lernkarte beim Einkaufen stets vor Augen.

Hier ist eine Zusammenfassung der von uns für das Ausräumen weniger sichtbarer Bereiche empfohlenen Strategien:

Druckerzeugnisse

Recyceln Sie sie.
Beachten Sie die Sechs-Monate-Regel.
Holen Sie sich Informationen anderswoher.

Papier- oder Plastiktüten

Behalten Sie so viele Tüten, wie in eine hineinpassen.

Kleidungsstücke

Befolgen Sie die 75-25 Regel.
Rangieren Sie Kleidungsstücke aus, die Sie ein Jahr lang nicht getragen haben.
Verschenken oder verkaufen Sie alte Kleidung.

Mehrfach vorhandene Gegenstände

Behalten Sie allenfalls zwei Exemplare.
Testen Sie Dinge auf ihre Funktionsfähigkeit.

Generell empfehlen wir, solange aufzuräumen, bis das gesamte Haus oder die ganze Wohnung in Ordnung gebracht ist. Doch wir sind auch damit einverstanden, wenn Sie zumindest 80 Prozent der Bereiche, die Sie sich vorgenommen hatten, von dem dort herumliegenden Kram befreit haben. Wie Sie sich entscheiden, hängt von Ihrer persönlichen Situation ab.

Wenn Sie von Ihrer Familie erheblichen Druck erfahren, um verfügbaren Wohnraum zurückzugewinnen oder wenn Sie nicht genug Zeit haben, das gesamte Haus oder die gesamte Wohnung in Ordnung zu bringen, möchten Sie vielleicht nur die wichtigsten Räume wie etwa die Küche in einen gebrauchsfähigen Zustand bringen. Vielleicht möchten Sie nur das Wohnzimmer ausmisten, die dort verbleibenden Dinge so schnell wie möglich ordnen und mit dem Aufräumen anderer Bereiche, wie z. B. dem Gästezimmer, noch warten.

Es könnte aber auch sein, dass Sie mehr Zeit haben, um sich dem Aufräumen zu widmen, und weniger Druck von Ihrer Familie zu spüren bekommen. In diesem Fall möchten Sie vielleicht das gesamte Haus oder die Wohnung entrümpeln, bevor Sie Ihre Sachen neu und besser ordnen.

Es gibt hier keine richtige oder falsche Vorgehensweise. Sie müssen entscheiden, was für Sie am besten ist. Falls Sie mit dem Neuordnen beginnen wollen, ehe Sie das ganze Haus oder die ganze Wohnung von dem herumliegenden Krempel befreit haben, sollten Sie folgende Ratschläge beherzigen:

1. Sorgen Sie dafür, dass Sie in Schränken und Schubladen genug Stauraum für die Dinge haben, die neu eingeordnet werden sollen. Räumen Sie die Schränke und Schubladen zuerst vollständig aus, damit die neu einsortierten Gegenstände nicht mit anderem Zeug durcheinandergeraten.
2. Machen Sie sich das Projekt, an dem Sie arbeiten, deutlich bewusst. Erledigen Sie eine Aufgabe nach der anderen. Während Sie Ihre Sachen ordnen und sie wieder dorthin legen, stellen oder hängen, wo sie hingehören, sollten Sie sich von nichts ablenken lassen.
3. Achten Sie darauf, dass zwischen bereits aufgeräumten Bereichen und solchen, in denen noch Unordnung herrscht, ein deutlicher Unterschied besteht.

Neu ordnen und einräumen

Nach Beendigung der Ausräum- und Putzaktion sind Sie nun bereit, Ihre Sachen zu ordnen und dorthin zu tun, wo sie eigentlich hingehören. Bevor Sie damit beginnen, beglückwünschen Sie sich zu dem, was Sie bisher geleistet haben! Vergessen Sie nicht: *Sie* haben das geschafft, *Sie* haben die Entscheidungen getroffen, was aufzubewahren und was wegzuwerfen ist; also gebührt das Lob Ihnen! Versuchen Sie nun, mit derselben Zielstrebigkeit an die Neuordnung Ihrer Sachen zu gehen.

Wenden Sie sich nun wieder den Aufbewahrungskartons zu. Im 6. Kapitel haben Sie eigenhändig unterschrieben, nichts aus dem Karton für die aufzubewahrenden Dinge zu entnehmen. Diese Abmachung ist nun hinfällig. Denn jetzt müssen Sie die Dinge, die Sie behalten möchten, dort unterbringen, wo sie hingehören. Dabei sollten Sie jedoch nicht chaotisch und willkürlich verfahren. Das Einsortieren muss so durchdacht und systematisch vor sich gehen wie das Aus- und Aufräumen der Zielbereiche, das, wie Sie inzwischen wissen, gut funktioniert hat.

Was gehört wohin?

Einer der wichtigsten Schritte, die Sie tun müssen, bevor Sie ans Einräumen gehen, ist, zu bestimmen, wo Ihre Sachen hinkommen sollen. Vielleicht haben Sie schon eine grobe Vorstellung davon, doch nun ist ein genauerer Plan vonnöten.

Bedenken Sie immer, dass Sie all den Kram angehäuft haben, weil Sie keinen passenden Ort für die einzelnen Stücke finden konnten oder weil Sie die Dinge erst einmal so liegen ließen, um zu einem späteren Zeitpunkt über deren weiteren Verbleib zu entscheiden. Aber dieser »spätere Zeitpunkt« ist nie gekommen. Jetzt ist er da!

Die folgende Liste wird Ihnen helfen, Klarheit darüber zu gewinnen, welche Arten von Dingen Leute gewöhnlich in verschiedenen Stauräumen aufbewahren. Beachten Sie jedoch, dass einige Artikel an mehr als nur einem Ort verwahrt werden können. Diese Liste soll nur ein Vorschlag sein, und wenn Sie der Meinung sind, dass Ihre Sachen anderswo besser aufgehoben sind, spricht nichts dagegen.

Übung: Bestimmen Sie, was wohin geräumt wird

Nehmen Sie Ihr Notizbuch zur Hand und unterteilen Sie eine neue Seite mit Linien für einen jeden der Ihnen zur Verfügung stehenden Stauräume. Tragen Sie dann in jede Spalte die Dinge ein, die dorthin kommen sollen. Versuchen Sie sehr genau zu sein, damit Sie auf diese Übung zurückgreifen können, wenn Sie beim Einsortieren sind.

Dies mag Ihnen recht simpel erscheinen und vielleicht kommt Ihnen diese Übung ziemlich albern vor. Doch vergessen Sie nicht, dass die Beseitigung Ihres Krams erdrückend sein kann und wir Ihnen Strategien anbieten, um Ihnen Ihre Ängste zu nehmen.

Schreibtischschubladen
Kugelschreiber und Bleistifte
Gummiringe
Büroklammern
Taschenrechner
Hefter
Computer-CDs
Wichtige persönliche Dinge
Arbeitsunterlagen
Rezepte

Bücherschränke und -regale
Bücher
Magazine
Bilder
Krimskrams
Musik-CDs

Schubladen in Küchenschränken
Besteck
Kochutensilien
Kochrezepte
Topflappen
Kupons (Gutscheine, Totoschein)
Schwämme

Wohnzimmerschränke/ TV-Regale
Fernsehgerät
Video-Spiele
Musik-CDs und -Kassetten
Filme

Küchenschränke

Lebensmittel
Geschirr
Töpfe und Pfannen
Kochbücher
Küchengeräte
Papier- und Plastiktüten

Schlafzimmerschränke

Kleidungsstücke
Unterwäsche
Schuhe
Taschen

Garderobenschubladen

Handschuhe, Schals, Mützen

Nachtkästchen

Bücher und Zeitschriften, die Sie vor dem Einschlafen lesen
Häufig gebrauchte Medikamente
Bilder und Andenken

Stauraum unter dem Bett oder Bettkasten

Kartons zum Aufbewahren von Bettwäsche

Verschläge

Bilder
Andenken
Krimskrams
Geschirr

Wandschränke

Kartons
Sportartikel
Koffer
Reinigungsmittel
Vorräte an Toilettenpapier, Küchenrollen und Papiertaschentüchern
Ausrangierte Klamotten
Andenken

Wäscheschrank

Handtücher
Tischwäsche
Bettwäsche

Garderobenschrank

Jacken und Mäntel
Kleidungsstücke, Schuhe, Taschen für den täglichen Gebrauch
Schirme
Sportsachen

Badezimmerschrank

Reinigungsmittel
Toilettenpapier
Toilettenartikel
Fön

Hausapotheke

Toilettenartikel
Medikamente
Heftpflaster

Tipps und Strategien für das Einräumen

Nachdem Sie den Rest dieses Kapitels gelesen haben, werden Sie bereit sein, Ihre im ganzen Haus verstreuten Sachen zu ordnen. Wie gehen Sie vor? Noch einmal: Vergessen Sie nicht, dass diese Phase des Aufräumens genauso ablaufen soll wie die des Ausmistens.

Verfahren Sie nach der Schritt-für-Schritt-Regel

Wir legen Ihnen wärmstens ans Herz, die Schritt-für-Schritt-Regel zu befolgen. Durchforsten Sie einen Aufbewahrungskarton nach dem anderen. Nehmen Sie einen Gegenstand nach dem anderen aus dem Karton und entscheiden Sie, wo er hingeräumt werden soll. Das ist wichtig, damit Sie nicht durcheinandergeraten. Wenn Sie nämlich versuchen, zu viele Sachen auf einmal zu ordnen, droht die Gefahr, dass Sie Ihr Ziel aus den Augen verlieren und wieder neue Unordnung entsteht.

Vielleicht befürchten Sie, bei diesem Schritt-für-Schritt-Vorgehen nie fertig zu werden. Aber vergessen Sie nicht, dass Sie mit der hier vorgestellten Strategie bisher gut gefahren sind. Und bedenken Sie: Je mehr Praxis Sie bekommen, desto leichter wird Ihnen das Zuordnen fallen und desto schneller kommen Sie dann auch voran. Möglicherweise kann Ihnen die oben skizzierte Liste eine Hilfe sein. Bringen Sie jeden einzelnen Gegenstand an seinen Platz, sobald Sie sich entschieden haben, wohin er gehört. Kehren Sie dann zum Karton zurück und nehmen Sie den nächsten Gegenstand heraus. Erst wenn sämtliche Artikel aus einem bestimmten Karton untergebracht sind, können Sie zum nächsten Karton übergehen und mit dessen Inhalt ebenso verfahren.

Halten Sie einige »Wegwerf«-Kartons griffbereit

Beim Ausräumen der Aufbewahrungs-Kartons wundern Sie sich vielleicht, warum Sie den einen oder anderen Artikel eigentlich aufheben wollten. Das kommt sehr oft vor. Vergessen Sie nicht, dass Ihre Entscheidungsfähigkeit anfangs weniger stark ausgeprägt war als jetzt, nachdem Sie einen Teil des Aufräumprogramms hinter sich gebracht haben. In der Tat ist es sehr unwahrscheinlich, dass Sie alle Dinge, die Sie in den ersten Aufbewahrungs-Karton getan haben, auch wirklich behalten möchten. Sollten Sie zu dem Schluss kommen, dass Sie einige Gegenstände doch lieber entsorgen würden, dann legen Sie diese in einen der »Wegwerf«-Kartons.

Wenn es den »idealen« Aufbewahrungsort nicht gibt

Wenn Ihnen die Entscheidung, wo Sie Dinge hintun sollen, schwerfällt, weil Sie noch nicht den »idealen« Platz für sie gefunden haben, dann sollten Sie eine Pause einlegen, Ihre Lernkarten der Kognitiven Therapie herausnehmen oder neue anfertigen.

Denken Sie immer daran, dass Ihr Chaos überhaupt erst entstehen konnte, weil Sie darauf gewartet haben, den idealen Platz zu finden. Und diese Suche wird nur zu noch mehr Frustration führen. Vergegenwärtigen Sie sich die im 5. Kapitel dargelegten Schritte der Kognitiven Therapie und hinterfragen Sie Ihre Gedanken hinsichtlich des idealen Aufbewahrungsorts für bestimmte Gegenstände. Möglicherweise sind Sie wieder dem Alles-oder-Nichts-Denken verfallen oder Sie stellen zu hohe Ansprüche an sich.

Eine rationalere Antwort könnte etwa folgendermaßen lauten: *Mir ist zwar momentan nicht wohl dabei, diesen Gegenstand an einen meiner Meinung nach nicht idealen Platz zu legen, aber ich werde mein Zuhause und meine Sachen mehr genießen können, wenn ich ihn trotzdem wegräume.*

Gegenstände, die verkauft oder verschenkt werden sollen

Sobald Sie einen Aufbewahrungs-Karton nach dem anderen leer geräumt haben und sich deren Anzahl zusehends verringert hat, gewinnen Sie mehr und mehr Zuversicht und werden stolz auf sich sein. Wenn Sie sämtliche Aufbewahrungs-Kartons vollständig geleert haben, bieten sich Ihnen zwei Möglichkeiten: Sie können entweder *ein paar* der Kartons zum künftigen Gebrauch behalten oder sie allesamt entsorgen. Falls Sie sich für die erste Option entscheiden, müssen Sie sich wirklich auf *einige wenige* beschränken, sonst tragen Sie schon wieder zur nächsten Unordnung bei.

Gegenstände, die verschenkt werden sollen, können bei der örtlichen Sammelstelle einer Wohltätigkeitsorganisation abgegeben werden. Falls Sie eine Schenkung machen möchten, die Sie von der Steuer absetzen können, müssen Sie eine Liste der zu verschenkenden Artikel anfertigen und eine Vorstellung haben, was jeder einzelne wert ist. Manche Organisationen bieten Leitfäden über den Wert häufig verschenkter Artikel an. Grob gesagt bringen gebrauchte Gegenstände ein Drittel ihres Kaufpreises ein. Einige Organisationen kommen sogar zu Ihnen nach Hause und holen sich die ausrangierten Sachen ab.

Schließlich müssen Sie sich den Dingen zuwenden, die Sie verkaufen möchten. Sie können sie bei einem Secondhandladen in Kommission geben oder zusammen mit Ihrem Nachbarn einen Stand auf dem Flohmarkt mieten.

Sollte ein wenig (oder gar viel) Geld dabei herauskommen, so ist dies eine nette Art, sich für die harte Arbeit von Tagen, Wochen oder Monaten zu entschädigen. Um potenzielle Kunden anzulocken, können Sie in der Zeitung inserieren oder Flugblätter verteilen.

Vergegenwärtigen Sie sich die einzelnen Schritte, wenn Sie nun in der Praxis üben, was Sie zuvor gelesen haben. Das bewährte Muster hilft Ihnen:

- Teilen Sie sich Zeitblöcke zum Ordnen der Dinge ein
- Bleiben Sie dran und nehmen Sie sich ein Projekt nach dem anderen vor
- Entscheiden Sie vorab ganz allgemein, welche Stauräume infrage kommen
- Tun Sie einen Schritt nach dem anderen: Beschäftigen Sie sich jeweils nur mit einem Karton und mit einem Gegenstand
- Halten Sie Kartons für jene Gegenstände griffbereit, die Sie wegwerfen oder entsorgen möchten
- Fertigen Sie, falls nötig, die in der Kognitiven Therapie gebräuchlichen Lernkarten an

8. Ordnung halten und Rückfälle vermeiden

Oft wird gesagt, der oder jener habe sich noch nicht gefunden. Aber man kann sich nicht finden, sondern muss sich selbst erschaffen.
Thomas Szasz

Herzlichen Glückwunsch! Sie haben nun die Unordnung in Ihren vier Wänden erfolgreich bekämpft, Sachen entsorgt, andere neu geordnet. Wie ist Ihnen jetzt zumute? Wir hoffen, Sie sind richtig stolz auf sich. Es wäre jedoch verständlich, wenn Sie gewisse Zweifel hegten, ob Sie in der Lage sind, diesen Zustand auf die Dauer zu erhalten. In diesem Kapitel möchten wir Ihnen Tipps geben, wie Sie das Erreichte bewahren und die Anzahl der Dinge, die in Ihr Haus kommen, reduzieren können.

Die neue Ordnung bewahren

Immer wieder haben wir Sie auf den zurückliegenden Seiten darauf hingewiesen, wie enorm wichtig es ist, die Erfolge, die Sie erzielt haben, zu bewahren. Seien Sie in Ihren Gedanken und Erwartungen hinsichtlich der Zukunft realistisch. Auch weiterhin werden Ihnen ständig neue Dinge (Post, Neuanschaffungen, Abonnements usw.) ins Haus trudeln und somit die Gefahr heraufbeschwören, dass Sie in die alten, schlechten Angewohnheiten zurückfallen, die zur Unordnung, ja zur Vermüllung führen. Aber Sie *können* damit fertig werden und die wunderbaren Fortschritte bewahren, die Sie bereits gemacht haben. Wie Sie das schaffen, werden wir Ihnen in den folgenden Abschnitten darlegen.

Regelmäßige Reinigungsziele

Damit sich der Müll nicht von Neuem auftürmt, werden Sie Ihr Haus oder Ihre Wohnung öfters putzen und aufräumen müssen als bisher. Idealerweise könnten Sie täglich dazu beitragen oder das Putzen zum größten Teil einmal in der Woche erledigen. Auch hier ist die Skepsis, ob Sie das auf Dauer durchhalten werden, sehr wohl verständlich. Viele Menschen bezweifeln, dass sie die erforderliche Disziplin aufbringen können.

Aber vergessen Sie nicht, dass Sie auch Vorbehalte gegenüber Ihrer Fähigkeit hatten, Ordnung in Ihrem Haus zu schaffen, und schauen Sie sich an, was Sie erreicht haben! Eine gewisse Skepsis mag angebracht sein, doch wenn schwere Zweifel Sie plagen, sollten Sie vielleicht jetzt einige der in der Kognitiven Therapie gebräuchlichen Lernkarten anfertigen, die Ihnen weiter helfen werden.

Sie finden im Anschluss eine gut durchdachte Liste der Tätigkeiten, die Sie wöchentlich, monatlich oder halbjährlich verrichten sollten. Das mag Ihnen anfangs als eine ganze Menge vorkommen, aber versuchen Sie, diese Aufstellung genauso zu betrachten wie große Zielbereiche während der Aufräumphase des Programms. Unterteilen Sie die wöchentlichen Reinigungsziele in kleinere und leichter zu bewältigende Einheiten. Versuchen Sie wenigstens eine der sechs Aufgaben täglich zu erledigen.

Keine dieser Aufgaben dürfte viel Zeit in Anspruch nehmen, es sei denn, Sie leben in einem Herrenhaus oder Palast mit dreißig oder mehr Zimmern. Selbst zum Abstauben und Wischen werden Sie jeweils weniger als eine Stunde brauchen. Wenn Sie es sich zur Gewohnheit machen, eine oder mehrere dieser Tätigkeiten täglich zu verrichten, wird das Ordnunghalten in Ihrem Zuhause ein Kinderspiel sein.

A) Wöchentlich:
- Teppiche und Teppichböden staubsaugen
- Möbel und Jalousien abstauben(benutzen Sie Staubwedel und Sprühreiniger)
- Badezimmer (Toiletten, Badewanne, Dusche, Waschbecken) und Küche putzen
- Fußböden wischen
- Papierkörbe und Abfalleimer entleeren
- Recycling-Abfälle entsorgen

B) Monatlich:
- Fenster putzen (benutzen Sie Sprühreiniger auf Ammoniakbasis)
- Kühlschrank ausräumen und säubern (sortieren Sie Lebensmittel mit abgelaufenem Verfallsdatum aus; wenn Sie sich über das Verfallsdatum nicht sicher sind, werfen Sie sie trotzdem weg)
- Alte Rechnungen und Postsendungen wegwerfen
- Filter in Klimaanlagen und Heizgeräten reinigen

C) Halbjährlich:
- Hinter dem Kühlschrank putzen und abstauben
- Batterien in Feuermeldern und Taschenlampen überprüfen
- Messgeräte in Feuerlöschern überprüfen
- Filter im Staubsauger wechseln
- Unter den Betten putzen

Übung: Erstellen Sie einen Plan für tägliche und wöchentliche Reinigungsarbeiten

Nehmen Sie Ihr Notizbuch zur Hand und tragen Sie auf drei neuen Seiten die oben skizzierten Tabellen A, B und C ein. Reißen Sie dann alle drei Seiten heraus und fotokopieren Sie Tabelle A vierundzwanzig Mal und Tabelle B sechs Mal.

Ordnen Sie die Fotokopien wie folgt an: Nehmen Sie vier Kopien von Tabelle A und geben Sie dann eine Kopie von Tabelle B darunter.

Nehmen Sie dann vier Kopien der Tabelle A und fügen Sie eine Kopie von Tabelle B ein. Und so fort, bis keine Kopien von Tabelle A und Tabelle B mehr vorhanden sind. Legen Sie dann die eine Seite von Tabelle C unter die letzte Kopie von Tabelle B.

Jetzt haben Sie genug Reinigungspläne, um durch sechs Monate zu kommen. Sollte sich dieses Programm für Sie bewähren, so machen Sie Kopien für weitere sechs Monate.

Benutzen Sie die Listen mit den wöchentlichen, monatlichen und halbjährlichen Reinigungsarbeiten als Leitfaden und bestimmen Sie, welche Arbeiten Sie gern täglich erledigen würden. Beachten Sie, dass es nur sechs wöchentliche Tätigkeiten gibt, Sie also einen Tag in der Woche »frei« haben. Falls Ihnen noch andere Aufgaben einfallen, die Sie hinzufügen möchten, nur zu. Verfahren Sie mit den monatlichen und halbjährlichen Aufgaben genauso.

Fangen Sie heute mit dem Aufräumen an. Falls Sie sich mehr als eine Aufgabe täglich zutrauen, nur zu. Wenn es funktioniert, fahren Sie damit fort; wenn nicht, beschränken Sie sich wieder auf eine Aufgabe pro Tag. Nachdem Sie damit fertig sind, notieren Sie das Datum, haken Sie die Aufgabe in der Spalte »Erledigt« ab und seien Sie stolz auf sich. Viel Glück!

Tag	**Tätigkeit**	**Erledigt am**
Montag		
Dienstag		
Mittwoch		
Donnerstag		
Freitag		
Samstag		
Sonntag		

Gastgeber sein

Da Sie nun ein wohnlicheres Zuhause haben, möchten Sie vielleicht die Möglichkeiten nutzen und Partys veranstalten oder Freunde zum Essen einladen. Dadurch setzen Sie sich ein wenig unter Druck, die wunderbaren Erfolge, die Sie erzielt haben, zu bewahren. Außerdem hebt die Bewirtung von Gästen Ihr Selbstvertrauen und Ihr Selbstwertgefühl, was wiederum Ihre Motivation verstärkt, Ihr Haus oder Ihre Wohnung in Ordnung zu halten.

Versuchen Sie, einen Freund oder Verwandten zum Kaffee oder Abendessen einzuladen. Wenn Sie solche Einladungen ein paar Wochen vorher aussprechen, haben die Leute genug Zeit, um den Termin einzuplanen, und Ihnen bleibt genug Zeit, um sich ein bisschen unter Druck zu setzen, Ihr Haus oder Ihre Wohnung blitzsauber zu erhalten. Wenden Sie die in diesem Kapitel beschriebenen Vorgehensweisen an, *bevor* Ihre Gäste eintreffen.

Machen Sie sich solche Einladungen zur Regel, denn je öfter Leute bei Ihnen zu Gast sind, desto motivierter werden Sie sein, die Ordnung in Ihrem Haus aufrechtzuerhalten.

Ein positiver Nebeneffekt ist dabei, dass Sie aus Ihrer sozialen Isolation herausfinden und mehr Selbstvertrauen und Selbstachtung gewinnen.

Ein wohnliches Zuhause

Vielleicht ertappen Sie sich dabei, wie Sie den Blick durch Ihre saubere und zweckmäßige Wohnung streifen lassen und feststellen, dass sie nicht besonders gemütlich oder einladend wirkt. Das kommt sehr häufig vor. Bei vielen Messies ist der angehäufte Kram oft die Ursache dafür, dass es ihrem Zuhause an Farbe, Behaglichkeit und Charme mangelt.

Vielleicht haben Sie sich im Laufe der Jahre eingeredet, dass Sie Ihre Wohnung später, nach Beendigung des Aufräumens und Putzens, verschönern werden oder dass eine Verschönerung auch nichts hilft, solange ein solches Durcheinander herrscht. Irgendwie haben Sie sich möglicherweise an den Anblick des allenthalben verstreuten Krams gewöhnt, der, wenn er auch allerlei negative Empfindungen hervorrief, den hauptsächlichen – oder einzigen – Dekor Ihrer Wohnung darstellte.

Das Chaos könnte Sie geradezu physisch am Verschönern Ihrer Wohnung gehindert haben. Ihre Wände sind womöglich deshalb völlig kahl, weil sich davor so viel Zeug aufgetürmt hatte, dass Sie keine Bilder aufhängen konnten. Oder vielleicht hätten Sie gern Ihre Vitrine im Esszimmer mit Familienfotos ausgeschmückt, fanden darin jedoch nicht genug Platz dafür.

Je mehr Sie den Krimskrams als Dekor betrachteten, desto deprimierter und verlorener fühlen Sie sich wahrscheinlich jetzt. Vergessen Sie nicht, dass Ihre Aufräumaktionen zum Teil deshalb so erfolgreich verliefen, weil Sie sich Bereiche vorgenommen hatten, die Ihnen positive visuelle Verstärkung verschafften.

Jetzt, wo Sie sich von Ihrem Kram befreit haben, ist Ihnen womöglich der einzige Dekor Ihrer Wohnung abhanden gekommen. Dies ist ein guter Zeitpunkt, sich ein behaglicheres und einladendes Zuhause zu schaffen mit einer Ausstattung, die Sie inspiriert und motiviert. Hier sind einige Vorschläge, die Ihnen helfen können, Ihr Zuhause wohnlicher zu machen.

- Stellen Sie frische Blumen auf die Tische
- Stellen Sie Nippes in Bücherschränke, Regale oder Vitrinen
- Legen Sie sich eine Mischung aus hohen und niedrigen Zimmerpflanzen zu (Sie können auch künstliche Pflanzen benutzen)
- Stellen Sie überall in der Wohnung Fotografien von Freunden und Angehörigen auf
- Schmücken Sie die Wände mit Fotografien, Gemälden oder Postern
- Hängen Sie Spiegel an die Wände. Dadurch wirken die Räume größer
- Arrangieren Sie Bildbände auf Tischplatten
- Legen Sie Teppiche auf Parkettböden. Dadurch kommt mehr Farbe in Ihr Heim
- Verwenden Sie beim Tünchen oder Tapezieren Ihrer Wände warme Farben

Übung: Bestimmen Sie das neue Dekor Ihres Zuhauses

Nehmen Sie Ihr Notizbuch zur Hand und schlagen Sie eine neue Seite darin auf. Führen Sie alle Zimmer Ihrer Wohnung oder Ihres Hauses auf, die Sie verschönern möchten, und lassen Sie hinter jedem Eintrag etwas Platz frei, um Ihre Verschönerungsideen niederzuschreiben. Seien Sie so genau wie möglich, weil wir später in diesem Kapitel darauf zurückkommen werden.

Da Sie nun begonnen haben, das Erreichte zu bewahren, ist es an der Zeit, andere Strategien zu erörtern, die Ihnen helfen sollen, nicht wieder rückfällig zu werden sowie gegen die Neigung anzukämpfen, etwas auf morgen zu verschieben, das Sie heute erledigen können.

Uns ist natürlich klar, dass es sehr schwer sein kann, neue Verhaltensmuster zu entwickeln. Doch wir trauen es Ihnen zu und glauben, dass Sie viel mehr schaffen können, als Sie in der Vergangenheit für möglich hielten. Schauen Sie nur, welche Fortschritte Sie bereits gemacht haben! Vergessen Sie nicht: Der Feind heißt Unordnung!

Vielleicht neigen Sie dazu, einen neu erworbenen Gegenstand vorerst einfach mal hier- oder dorthin zu legen. Diese Angewohnheit trägt wesentlich zum Entstehen und Fortbestehen von Unordnung bei. Sie glauben vielleicht, das mache doch nicht viel aus – womit Sie Recht hätten, wenn es sich nur um einen einzigen Gegenstand handelte. Da Sie jedoch Wochen und Monate damit verbracht haben, Ihr Durcheinander aufzuräumen, spricht einiges dafür, dass Sie mit *jeder* Neuerwerbung so verfuhren.

Tipps und Strategien um Ordnung zu halten

Genau deshalb müssen wir Ihnen Fähigkeiten und Strategien vermitteln, die Ihnen helfen, Aufgaben lieber sofort zu erledigen, anstatt sie vor sich her zu schieben. Sie mögen einwenden, dass das zu schwierig oder Ihre Zeit dafür zu kostbar sei oder dass Sie sich zuvor ausruhen können sollten. Vielleicht haben Sie auch irgendeine andere

Ausrede parat, warum Sie einen neu erworbenen Artikel nicht sofort an den für ihn bestimmten Ort bringen.

Wenn eine dieser Ausreden von Ihnen stammen könnte, sollten Sie die im Rahmen der Kognitiven Therapie ausgefüllten Lernkarten zur Hand nehmen oder neue, Ihre Bedenken betreffende Karten anfertigen.

Dabei müssen Sie sich stets vor Augen halten, dass die Strategien, die wir Ihnen nahebringen, zwar etwas unbequem und neu anmuten mögen, aber nur einige Minuten täglich in Anspruch nehmen. Das steht im Gegensatz zu den Tagen, Wochen oder Monaten, die Sie benötigten, um das allmählich entstandene Durcheinander aufzuräumen, das durch jene Einstellung überhaupt erst entstehen konnte.

Hier also die vier Strategien, die Ihnen helfen werden, sich von Ihrer Gewohnheit, Entscheidungen und Aufgaben auf die lange Bank zu schieben, zu verabschieden:

1. Räumen Sie Neuerwerbungen sofort auf
2. Bestimmen Sie, wie Sie Ihre Wohnbereiche nutzen
3. Durchforsten Sie die eingehende Post und anderen Papierkram
4. Setzen Sie den »Wochenend-Papierkorb« ein

Räumen Sie Neuerwerbungen sofort auf

Angenommen Sie sind gerade vom Einkaufen zurückgekommen, schwer bepackt mit Tüten, in denen sich soeben erstandene Kleidungsstücke, Bilderrahmen, Bürobedarf und Mineralwasserflaschen befinden. Anstatt die Tüten einfach abzusetzen und fürs Erste stehen zu lassen, wäre es vernünftiger und zuträglicher, jeden einzelnen Gegenstand an seinen Platz zu tun, dann die Füße hochzulegen und zu entspannen. Sie hängen also die Kleider in Ihren Schlafzimmerschrank, legen Bilderrahmen und Bürobedarf in die Schubladen des Schreibtischs im Arbeitszimmer und stellen die Mineralwasserflaschen in den Kühlschrank. Egal wie müde Sie sind, das Wegräumen der Sachen kostet Sie höchstens drei Minuten Zeit. Wollen Sie die opfern oder nehmen Sie lieber wochen- und monatelange Aufräumaktionen in Kauf, nachdem sich der Krempel wieder aufgetürmt hat? Denken Sie darüber nach, wie toll Sie sich fühlen werden, sobald Sie alles an seinen Ort getan und somit die Ordnung und Behaglichkeit Ihres Zuhauses aufrechterhalten haben.

Bestimmen Sie, wie Sie Ihre Wohnbereiche nutzen

Falls Sie jemals versucht haben abzunehmen, hat man Ihnen vielleicht geraten, Ihre Mahlzeiten nur am Küchentisch oder am Tisch des Speisezimmers einzunehmen. Wenn Sie z. B. regelmäßig vor dem Fernseher essen, könnte es sein, dass Sie Hunger verspüren, nur weil Sie fernsehen, während Sie nicht hungrig wären, wenn Sie in einem anderen Zimmer einer anderen Tätigkeit nachgingen.

Dieses Phänomen trägt auch zur Schlaflosigkeit oder zu Einschlafproblemen bei. Eine der ersten Dinge, die bei einer Behandlung der Schlaflosigkeit zur Sprache kommen, ist die Schlafhygiene. Wenn Sie z. B. gern im Bett lesen oder fernsehen, könnte Ihnen das Einschlafen hinterher schwerfallen, weil Ihr Gehirn nicht mehr so recht weiß, wozu das Bett da ist. Wenn Sie es nur zum Schlafen und für sexuelle Aktivitäten nutzen, werden Sie weniger unter Schlaflosigkeit zu leiden haben.

Sie fragen sich nun vielleicht, was das mit dem Horten zu tun hat? Nun, wenn Sie den Küchentisch nicht nur als Essplatz nutzen, sondern als Ablage für allen möglichen Kram, vergessen Sie mit der Zeit, wozu der Tisch eigentlich da ist, und werden die entstandene Unordnung noch vergrößern. Oder wenn Sie dazu neigen, Rechnungen dort auszufüllen, wo Sie sie finden, haben Sie überall Rechnungen herumliegen und somit ein heilloses Durcheinander in Ihrer Wohnung. Stattdessen müssen Sie entscheiden, wozu jeder einzelne Bereich in Ihrem Haus oder Ihrer Wohnung dienen soll, und sich dann an diese von Ihnen festgelegten Grenzen halten.

Im Folgenden finden Sie Beispiele, wie bestimmte Bereiche eines Hauses oder einer Wohnung genutzt werden. Sie können daraus ersehen, dass einige Tätigkeiten in mehreren Zimmern, andere nur an einem bestimmten Ort stattfinden sollten.

Wohnzimmer
Fernsehen
Gäste bewirten
Bücher lesen
Gymnastische Übungen machen

Speisezimmer
Gäste bewirten
Festliche Mahlzeiten ausrichten
Normale Mahlzeiten einnehmen

Küche
Mahlzeiten einnehmen
Gäste bewirten
Zeitungen und Zeitschriften lesen
Terminkalender führen

Schlafzimmer
Schlafen
Sexuellen Aktivitäten nachgehen
Telefonieren
Kleider anprobieren
Sich anziehen

Arbeitszimmer/Bibliothek
Rechnungen begleichen
Lesen
Terminkalender führen
Telefonieren
Am Computer arbeiten

Übung: Welche Funktionen erfüllen die Zimmer Ihres Zuhauses?

Legen Sie in Ihrem Notizbuch fest, was Sie in jedem einzelnen Zimmer Ihrer Wohnung oder Ihres Hauses zu tun beabsichtigen. Dabei geht es natürlich nur um eine grobe Festlegung. Je konsequenter Sie diese Tätigkeiten in den dafür vorgesehenen Zimmern ausüben, desto weniger wahrscheinlich ist es, dass Sie in Zukunft neuen Kram anhäufen.

Durchforsten Sie die eingehende Post und anderen Papierkram

Wie wir gesehen haben, ist das sofortige Aussortieren von Dingen, die durch die Post oder als Wurfsendungen in Ihr Haus gelangen, von größter Wichtigkeit, um entstehende Unordnung zu vermeiden. Sie müssen daher den Drei-Schritte-Plan befolgen.

1. Werfen Sie unerbetene Werbung auf der Stelle weg.
   Je schneller Sie dieses Zeug loswerden, desto besser für Sie! Wenn Sie die Entsorgung auf später verschieben, türmen sich bald wieder neue Müllberge auf.
2. Sortieren Sie die verbleibende Post nach vier Kategorien.
   Ordnen Sie offene Rechnungen, Schreiben, die sofort erledigt werden müssen, Artikel, die abgelegt werden müssen, und Dinge, die Sie in Ihren Terminkalender eintragen müssen.
3. Legen Sie die sortierte Post an einen für das Begleichen von Rechnungen bestimmten Ort.
   Wählen Sie einen passenden Ort aus, an dem Sie die Rechnungen ordnen und monatlich begleichen, wie z. B. den Schreibtisch in Ihrem Arbeitszimmer.

Um es noch einmal zu wiederholen: Diese Schritte mögen kompliziert und arbeitsintensiv erscheinen, aber sie sollten Sie nicht mehr als fünf Minuten täglich kosten. Die Alternative besteht in allmählich sich wieder anhäufendem Krempel.

Setzen Sie den »Wochenend-Papierkorb« ein

Je gewissenhafter und konsequenter Sie die drei soeben erläuterten Schritte befolgen, desto weniger erforderlich wird dieser letzte sein. Falls jedoch ein paar Dinge durch die Maschen schlüpfen oder sich Familienmitglieder nicht an die Regeln halten, wird Ihnen die Wochenend-Papierkorb-Methode bei der Wiederherstellung von Ordnung und der Verhütung neuen Durcheinanders enorm helfen. Dazu brauchen Sie lediglich einen Korb oder irgendeinen Plastikbehälter. Die Methode besteht aus zwei Schritten, die Sie genau befolgen müssen:

1. Legen Sie alle herumliegenden Dinge in den Korb.
2. Bringen Sie jeden einzelnen Gegenstand in dem Korb an seinen Aufbewahrungsort.

Wie Sie sehen, ist diese Methode nicht sonderlich kompliziert, doch ihre korrekte Anwendung kann manchen Leuten sehr schwerfallen.

Nehmen Sie am Sonnabend oder Sonntag den Korb und durchforsten Sie – wie bei einer Schatzsuche – ein Zimmer nach dem anderen nach Gegenständen, die dort nicht hingehören. Falls Sie mehr Dinge finden, als in einen Korb passen, besorgen Sie sich einen zweiten. Erst nachdem Sie das gesamte Haus oder die gesamte Wohnung nach herumliegenden Gegenständen abgesucht haben, können Sie damit beginnen, dieselben an ihren Aufbewahrungsort zu verbringen. Auch hier gilt wieder: Nehmen Sie sich Zeit und räumen Sie ein Stück nach dem anderen ein. Sonst besteht die Gefahr, dass Sie sich verzetteln, durcheinandergeraten und infolgedessen die Unordnung wieder überhandnimmt.

Versuchen Sie sich zu merken, wie viele Gegenstände Sie am Ende einer Woche einsammeln müssen. Es ist zu hoffen, dass es mit der Zeit immer weniger werden, was darauf hinweist, dass Sie zunehmend besser Ordnung zu halten verstehen.

Vom Nutzen eines Terminkalenders

Eine fabelhafte Strategie zur Bewahrung eines gut geführten Haushalts und zur Minimierung entstehender Unordnung besteht darin, sich einen Terminkalender für Putz- und Aufräumarbeiten anzulegen. Wir raten Ihnen, einen großformatigen Kalender zu benutzen und ihn entweder an die Wand zu hängen oder auf einer Arbeitsfläche liegen zu haben, je nachdem, was einfacher für Sie ist. In Schreibwarenläden finden Sie eine große Auswahl an Kalendern.

Ein Kalender wird Ihnen helfen, über Geburtstage und andere Familienfeste oder wichtige eigene Termine stets auf dem Laufenden zu bleiben. Am besten ist es, wenn Sie sich zwei Kalender anlegen, einen für Sie selbst und einen für familiäre Ereignisse.

Tragen Sie für jeden Monat die in diesem stattfindenden wichtigen Ereignisse sowie Gedächtnisstützen ein, wie z. B.

- Familienfeiern (Hochzeiten, Grill-Partys etc.)
- Geburtstage und Jahrestage (Hochzeitstage etc.)

- Berufliche Ereignisse (Partys, Konferenzen etc.)
- Abgabetermine für Prüfungen und Hausarbeiten Ihrer Kinder
- Gedächtnishilfen für die Ablage abzuheftender Dinge
- Gedächtnishilfen und Termine aus der eingehenden Post
- Ankunfts- und Abreisetermine von Gästen
- Gesellschaftliche Ereignisse (Bewirtung von Freunden, Kinobesuche etc.)

Falls Ihnen Ereignisse oder andere wichtige Termine in den nächsten Monaten einfallen, so tragen Sie diese ruhig schon ein. Sorgen Sie dafür, dass der Kalender gut sichtbar hängt oder liegt, dass er nicht zugestellt oder durch herumliegende Gegenstände verdeckt wird und alle Einträge gut lesbar sind. Vermerken Sie auf dem Kalender auch etwaige in Ihrer Wohnung geplante Verschönerungsaktionen, wie wir sie Ihnen weiter oben in diesem Kapitel anrieten. Wählen Sie bestimmte Tage aus und streichen Sie diese im Kalender an.

Wie Sie sich stärken und unterstützen können

In unserer Erörterung der Kognitiven Verhaltenstherapie haben wir die Exposition mit Reaktionsverhinderung kurz vorgestellt, mit der wir uns hier gründlicher befassen wollen. Für viele Messies ist der Erwerb neuer Besitzgegenstände eine Zwangshandlung, die ihre innere Anspannung und Angst kurzfristig lindern soll. Durch Exposition mit Reaktionsverhinderung können Sie Ihre Fähigkeit stärken, diesem Kaufzwang zu widerstehen.

Sie setzen sich dabei bewusst einer Situation aus, die in Ihnen Ängste hervorruft, ohne dass Sie diese Ängste durch irgendwelche Zwangshandlungen zu vermindern versuchen. Exposition mit Reaktionsverhinderung ist wegen des mit ihr einhergehenden Gewöhnungsprozesses sehr wirkungsvoll. Um es noch einmal zu wiederholen: Gewöhnung oder Habituation ist die natürliche Fähigkeit Ihres Körpers, mit immer weniger Angst zu reagieren, je öfter Sie sich einer Angst auslösenden Situation aussetzen. Je mehr sich Ihr Körper und Ihre Psyche an eine solch bedrohliche Situation gewöhnen, desto zuversichtlicher werden Sie, die Angst ertragen zu können, ohne sie durch Zwangshandlungen künstlich verringern zu müssen.

Es gibt zwei Varianten der Exposition mit Reaktionsverhinderung: Bei der so genannten imaginären Exposition versetzen Sie sich gedanklich in eine Angst erzeugende Situation, bei der anderen, der In-vivo-Exposition, setzen Sie sich einer solchen Situation im wirklichen Leben aus. Obwohl man mit beiden Verfahren Erfolge erzielen kann, geben wir der In-vivo-Exposition, sofern möglich, den Vorzug, weil sie nach unserer Erfahrung bei zwanghaftem Horten effektiver ist. Wenn sich jedoch ein Patient eine solche nicht sofort zutraut, kann zunächst eine imaginäre Exposition erfolgen. Vergessen Sie nicht, die im Folgenden beschriebenen bei einer Exposition mit Reaktionsverhinderung erforderlichen Schritte sorgfältig durchzulesen, bevor Sie sich einer Angst auslösenden Situation gedanklich oder konkret aussetzen.

1. Schritt: Stufen Sie die Situationen ein, die bei Ihnen Ängste auslösen

Ordnen Sie diese Situationen hierarchisch, d. h. beginnen Sie die Liste mit der Situation, die bei Ihnen die stärksten Ängste und/oder die größte innere Anspannung hervorruft, und beenden Sie sie mit derjenigen, die Sie am wenigsten belastet. Diese Einstufung ist für die Exposition mit Reaktionsverhinderung erforderlich, weil Sie eine Situation nach der anderen so angehen sollten, dass Sie sie erfolgreich bewältigen. Wenn Sie sich ganz wahllos verschiedenen Situationen aussetzten, hätte das wahrscheinlich mehr Unsicherheit und Frustration zur Folge, als wenn Sie gezielt und systematisch verfahren. Das kommt Ihnen bekannt vor, nicht wahr? Beim Aufräumen, Neuordnen und Instandhalten der erzielten Ordnung gingen Sie genauso vor.

Um eine solche Liste zu erstellen, müssen Sie den Grad der Schwierigkeiten, die Sie mit den besagten Situationen haben, einschätzen und auf einer von 1 bis 100 reichenden Skala der subjektiven Befindlichkeit einstufen. Nachfolgend geben wir Ihnen als Beispiel eine

Hierarchie für jemanden, dem es schwerfällt, sich beim Erwerb neuer Dinge zu zügeln.

Situation	%
Einen Flohmarkt besuchen und nichts kaufen	100
Einen Flohmarkt besuchen und nur einen Artikel kaufen	85
Die Ankündigung eines Flohmarkts lesen und nicht hingehen	75
Einen Schaufensterbummel machen, ohne etwas zu kaufen	60
Keine Broschüren aus der Arztpraxis mitnehmen	50
Eine einzige Broschüre aus der Arztpraxis mitnehmen	40
Mehrere Zeitungen oder Zeitschriften abbestellen	35
Eine Zeitung oder eine Zeitschrift abbestellen	25
Beim Lebensmitteleinkauf keine Hamsterkäufe tätigen	15

Vergessen Sie nicht, dass vielleicht nur einige Situationen in dieser Hierarchie auf Sie zutreffen, andere hingegen nicht. Betrachten Sie dies deshalb als Leitfaden zur Erstellung einer eigenen Hierarchie.

Übung: Erstellen Sie Ihre eigene Hierarchie Angst erzeugender Situationen

Nehmen Sie Ihr Notizbuch zur Hand und suchen Sie darin eine leere Seite, auf der Sie Ihre eigene Hierarchie Angst erzeugender Situationen eintragen. Versuchen Sie, sich all die verschiedenen Situationen vorzustellen, in denen Sie sich zum Kauf neuer Dinge hinreißen lassen könnten. Schätzen Sie bei jeder Situation ein, wie viel Angst sie in Ihnen auslösen wird.

Nachdem Sie jeder Situation eine Prozentzahl zugewiesen haben, ordnen Sie diese von oben nach unten ein. Versuchen Sie, mindestens eine Situation zwischen Eins und Zehn zu bestimmen, mindestens eine zwischen Elf und 20 und so weiter. So erhalten Sie eine gut gegliederte Hierarchie, und es wird Ihnen leichter fallen, die Exposition mit Reaktionsvermeidung durchzuführen, als wenn Sie fünf Situationen zwischen 71 und 80 und nur drei Situationen unter 40 hätten.

2. Schritt: Beginnen Sie mit dem niedrigsten Prozentsatz auf der Befindlichkeitsskala

Nach unserer hier als Beispiel erstellten Hierarchie wäre die erste Situation, der Sie sich aussetzen müssten, der Lebensmitteleinkauf, bei dem Sie von jedem Artikel nur ein Exemplar erwerben dürften.

Im wirklichen Leben hieße das: Sie gehen durch die Gänge des Supermarkts wie sonst auch, legen aber von jedem Artikel nur ein Exemplar in Ihren Einkaufswagen. Wenn Sie gewöhnt sind, vier Dosen Thunfisch, drei Beutel Nudeln und zwei Gläser Sauce zu kaufen, dann erstehen Sie diesmal nur eine Dose Thunfisch, einen Beutel Nudeln und ein Glas Sauce.

Wenn Sie sich der Situation konkret aussetzen, wird Ihr Angstpegel während des Experiments stetig steigen. Versuchen Sie dabei, ihn zu überwachen, und merken Sie sich, wann er besonders hoch ausschlug. Beachten Sie, dass er sich in der Regel ständig verändert.

Sie müssen nun dem inneren Zwang, jeden Artikel in mehrfacher Ausführung zu erwerben, widerstehen. Wenn Sie ihm nachgeben, mindert das zwar vorübergehend Ihre Ängste, bringt Sie jedoch auf lange Sicht in noch größere Schwierigkeiten. Ihr Angstpegel wird während des Experiments schwanken. Doch schließlich werden Sie sich an die Angst gewöhnen und der Leidensdruck wird ziemlich schnell nachlassen.

Wenn es Ihnen anfangs zu schwierig erscheint, sich einer Angst auslösenden Situation konkret zu stellen, so versetzen Sie sich gedanklich in die jeweilige Situation und durchleben die soeben geschilderten Schritte in Ihrer Phantasie. Auch so wird ein Gewöhnungseffekt eintreten, wenn Sie die oben skizzierten Schritte genau nachvollziehen.

3. Schritt: Wiederholen Sie das Experiment, bis Ihre Angst um mindestens 50 Prozent gesunken ist

Setzen Sie sich derselben Situation solange aus, bis Ihr Unwohlsein mindestens 50 Prozent geringer ist als am Anfang. Wenn möglich, sollten Sie dies noch am selben Tag tun, ansonsten sobald Sie Zeit dazu haben.

Falls z. B. Ihr Leidensdruck beim ersten Mal bei 30 lag, sollten Sie das Experiment wiederholen, bis er bei 15 oder darunter liegt. Schwieriger anzuwenden ist diese Regel bei Situationen, die in der Hierarchie ganz unten rangieren. Wenn etwa der höchste Angstpegel bei Zehn liegt, ist eine Reduktion um 50 Prozent nicht so leicht zu bestimmen. Versuchen Sie einfach weiterzumachen, wenn Ihnen danach zumute ist.

4. Schritt: Setzen Sie sich der nächsten Situation aus

Wenn Sie sich einer Angst auslösenden Situation in vivo ausgesetzt haben, fahren Sie mit der nächsten in der Hierarchie aufgelisteten fort, indem Sie die Schritte 1 bis 3 vollführen. Falls Sie sich bisher nur gedanklich und in der Phantasie solchen Situationen ausgesetzt haben, versuchen Sie es nun ganz konkret, denn nur so erzielen Sie wirkliche Fortschritte.

Übung: Beginnen Sie Ihre Exposition mit Reaktionsverhinderung

Da Sie nun alle zur Durchführung einer Exposition mit Reaktionsverhinderung erforderlichen Schritte kennen und eine Hierarchie der bei Ihnen Angst auslösenden Situationen erstellt haben, können Sie damit beginnen, sich einer Situation nach der anderen konkret oder gedanklich auszusetzen. Viel Glück! Vergessen Sie nicht, dabei mit Bedacht und systematisch vorzugehen. Geben Sie Ihr Bestes, um Ihrem Drang, mehr als jeweils einen Artikel zu erwerben, zu widerstehen; durch Nachgeben werden sich Ihre Ängste auf lange Sicht nur verstärken.

Falls Ihre Ängste allzu bedrohlich und wirklich unangenehm werden, können Sie natürlich Ihrem Kaufzwang nachgeben. Wir wollen ja nicht, dass Sie leiden. Das Experiment der Exposition mit Reaktionsverhinderung soll Sie zwar fordern, aber nicht quälen. Wenn Ihre Ängste zu stark sind, kann dies ein Hinweis sein, dass Sie sich zuerst einer weniger Angst auslösenden Situation aussetzen sollten.

Trotz alledem können Sie stolz auf sich sein, den Versuch gemacht zu haben, egal, was dabei herauskommt. Das dürfen Sie nie vergessen. Sie haben einen weiten Weg zu Ihrer Gesundung zurückgelegt, und dies ist ein weiterer wertvoller Schritt.

Mit Rückfällen fertig werden

Sie haben fabelhafte Arbeit geleistet, indem Sie Ihr Zuhause von überflüssigem Kram befreiten, Ordnung schufen und Rückfälle zu vermeiden suchten. Am Ende möchten wir noch eine kurze Bemerkung zum Problem des Rückfällig-Werdens anfügen, das leider niemals ganz auszuschließen ist. Wir haben Ihnen zwar Strategien an die Hand gegeben, damit Sie das Erreichte erhalten können. Doch trotz alledem könnte es sein, dass Sie irgendwann, und sei es auch nur vorübergehend, Ihre alten schlechten Gewohnheiten wieder annehmen, und es ist wichtig, darauf vorbereitet zu sein.

Falls es zu einem Ausrutscher kommt und Sie nicht sofort positive Veränderungen vornehmen, kann aus dem Ausrutscher ein längerfristiger Rückfall werden, der Ihr Leben nachhaltig beeinträchtigt. Dabei handelt es sich im Grunde genommen um eine Rückkehr zu vielen alten schlechten Gewohnheiten, und das Durcheinander könnte wieder zu einem Problem werden. Bei Messies sind solche Ausrutscher nach Beendigung der Therapie häufig, besonders in den ersten Wochen oder Monaten danach. Wir haben jedoch die Erfahrung gemacht, dass Messies, die aus Fehlern lernen und sich wieder auf die während der Therapie eingeübten Fähigkeiten besinnen, Rückfälle sehr oft erfolgreich vermeiden.

Wenn Sie merken, dass Sie rückfällig zu werden drohen, so geraten Sie nicht in Panik und geben Sie nicht auf. Das wäre etwa so, wie wenn Sie während einer Diät ein kalorienreiches Gericht zu sich nähmen und daraus folgerten, niemals abnehmen und von daher ebenso gut gleich aufgeben zu können. Daraus werden ein Teufelskreis und eine verlorene Schlacht. Wer allerdings seine Diät sofort wieder aufnimmt, ist in der Lage, Gewicht zu verlieren. Ein Stück Kuchen gegessen zu haben, heißt nicht, dass Ihre Diät umsonst war; nach dem Fehltritt sollten Sie gleich wieder von vorne anfangen.

Das gilt auch für Messies. Wenn Sie eines Tages wieder Ihrem Kaufzwang erliegen, sollten Sie sich diesen Ausrutscher bewusst machen und sämtliche Artikel oder zumindest alle bis auf zwei zurückbringen. Entscheiden Sie sofort, was Sie wirklich brauchen. Alles nicht unbedingt Nötige geben Sie schnurstracks zurück. Zögern Sie nicht und verschieben Sie die Rückgabe nicht auf den nächsten Tag. Wenn Sie Gratisartikel mitgenommen haben, dann werfen Sie sie weg. Halten Sie sich immer wieder vor Augen: Sie sind es, der über die Anzahl der Artikel bestimmt, also lassen Sie nicht die Artikel über Sie bestimmen.

Am verletzlichsten sind Sie in Erschöpfungszuständen und Stresssituationen. Dann müssen Sie besonders hart daran arbeiten, um einen Rückfall in alte Verhaltensweisen, wie zwanghaftes Horten, zu verhindern. Daher sind Verhaltenstechniken, die solche Zustände vermeiden helfen, außerordentlich wichtig, wie z. B. Sport treiben (selbst zehn Minuten Laufen täglich helfen schon), ausreichend schlafen, entspannen, meditieren oder Yogaübungen machen, Nein sagen, wenn Sie der äußere Stress zu überwältigen droht, Freunde besuchen, Urlaub nehmen. Ob Sie nun diesen oder anderen Aktivitäten nachgehen, versuchen Sie auf jeden Fall, so viele wie möglich in Ihren Alltag zu integrieren.

Bei Ausrutschern oder Rückfällen sollten Sie vielleicht dieses Buch noch einmal lesen und sich von den Übungen, die Sie gemacht haben, inspirieren lassen, damit Sie wieder in den Therapiemodus zurückfinden. Fertigen Sie neue Lernkarten im Sinne der Kognitiven Verhaltenstherapie an, die Ihnen helfen, Ihr Selbstvertrauen wieder zu gewinnen und eine hilfreiche Perspektive beizubehalten.

Wenn Sie eines Morgens aufwachen und merken, dass einer Ihrer wieder nutzbar gemachten Wohnbereiche dahin ist, so gehen Sie die Situation sofort an und greifen Sie wieder zur Methode mit den dreieinhalb Kartons. Konsultieren Sie Ihre Lernkarten und lassen Sie sich von Rückschlägen nicht entmutigen. Kämpfen Sie sich durch. Sie haben hart gearbeitet, um bis hierher zu gelangen. Sie sollten stolz auf sich sein. Denn nun haben Sie sich im Griff.

Anhang

Die Autoren

Prof. Dr. phil. Fugen Neziroglu, Mitglied der *Association for Bioresonance and Biofeedback Practitioners,* ist Psychologin mit Schwerpunkt Kognitive Verhaltenstherapie und widmet sich am Bio-Behavioural Institute in Great Neck, New York, der Erforschung und Behandlung von Angststörungen, zwangsneurotischen Störungen, der Trichotillomanie, des Messie-Syndroms, der körperdysmorphen Störung und der Hypochondrie. Sie lehrt an der Hofstra University in Long Island, New York, und an der New York University Psychologie. Prof. Neziroglu hat über 150 Artikel in wissenschaftlichen Zeitschriften vorgelegt und zusammen mit Jose Yaryura-Tobias sieben Bücher veröffentlicht. Ihre Forschungsbeiträge über zwangsneurotische Störungen brachten ihr im In- und Ausland Anerkennung ein. Sie gehört dem Wissenschaftlichen Beirat der *Obsessive-Compulsive Foundation* an.

Dr. phil. Jerome Bubrick promovierte an der Hofstra University in Long Island, New York, in klinischer und Schulpsychologie. Er arbeitet als kognitiver Verhaltenstherapeut am Bio-Behavioural Institute in Great Neck, New York, wobei er sich auf die Behandlung von zwangsneurotischen Störungen und des Messie-Syndroms bei Kindern und Erwachsenen spezialisiert hat. Auf Ärztekongressen und in der therapeutischen Gemeinschaft präsentierte er seine Forschungsergebnisse und veranstaltete Workshops zu diesen Themen.

Dr. med. Jose Yaryura-Tobias, Psychiater und Internist mit über vierzigjähriger Erfahrung, ist medizinischer Direktor des Bio-Behavioural Institute in Great Neck, New York, Professor für Psychiatrie an der New York University Medical School und an der Cuyo National University in Mendoza sowie Gastprofessor an der Universität von Salvador, Buenos Aires, Argentinien. Er leistete Pionierarbeit in der Erforschung der Dopaminhypothese (der Schizophrenie) sowie der Serotonin-Theorie im Zusammenhang mit Zwangsstörungen, schrieb acht Bücher, sieben davon mit Fugen Neziroglu als Coautorin, und veröffentlichte über 300 wissenschaftliche Artikel und Buchbeiträge. Er gehört dem wissenschaftlichen Beirat der *Obsessive-Compulsive Foundation* an, ist Berater des Bio-Behavioural Institute in Buenos Aires, Argentinien, und rief die *Federation of Biological Psychiatry* ins Leben. Außerdem schreibt er Romane und Gedichte.

Zitierte Literatur

American Psychiatric Association (2000). *Diagnostic and Statistical Manual of Mental Disorders.* Washington, D. C.: American Psychiatric Association.

Beck, J. S. (1995). *Cognitive Therapy. Basics and Beyond.* New York: Guilford Press.

Cabanac, M. und A. H. Swiergiel (1989). Rats eating and hoarding as a function of body weight and cost of foraging. *American Physiological Society* 26; S. 952–57.

Flament, M. F. et al. (1988). Obsessive-compulsive disorder in adolescence: An epidemiological study. *Journal of American Academy of Child and Adolescent Psychiatry* 27; S. 764–771.

Frost, R. O. und R. C. Gross (1993). The hoarding of possessions. *Behaviour Research and Therapy* 31; S. 367–381.

Frost, R. O. und T. Hartl (1996). A cognitive behavioral model of compulsive hoarding. *Behaviour Research and Therapy* 34; S. 341–350.

Frost, R. O. und G. Steketee (1998). Hoarding: Clinical aspects and treatment strategies. In: *Obsessive-Compulsive Disorder: Practical Management*, edited by M. A. Jenike et. al. St. Louis: Mosby.

Furby, L. (1978). Possessions: Toward a theory of their meaning and function throughout the life cycle. In: *Life Span Development and Behavior* 1, edited by P. B. Bates. New York: Academic Press.

Gross, N. B. und V. H. Cohn Jr. (1954). The effect of vitamin-B deficiencyon the hoarding behavior of rats. *American Journal of Psychology* 67; S. 124–128.

Karno, M. et al. (1988). The epidemiology of obsessive-compulsive disorders in five U. S. communities. In: *Archives of General Psychiatry* 45; S. 1094–1099.

Keys, A. et al. (1950). *The Biology of Human Starvation* 2. St Paul, Minnesota: North Central Publisher.

Pavlov, I. (1927). *Conditioned Reflexes.* New York: Oxford University Press.

Skinner, B. F. (1938). *The Behavior of Organisms: An Experimental Analysis.* Oxford: Appleton-Century.

Warren, L. W. und J. C. Ostrom (1988). Pack rats. World-class savers. *Psychology Today* 22; S. 58–62.

Williams H. et al. (1998). Diogenes' syndrome in patients with intellectual disability: ›A rose by any other name‹? *Journal of Intellectual Disability Research* 42; S. 316–320.

Zajonc, R. B. (1968). Attitudinal effects of mere exposure. *Journal of Personality and Social Psychology.* Suppl. no. 9.

Titel der amerikanischen Originalausgabe:
Overcoming Compulsive Hoarding

Bibliografische Information der Deutschen Nationalbibliothek

Die Deutsche Nationalbibliothek verzeichnet diese Publikation
in der Deutschen Nationalbibliografie; detaillierte bibliografische Daten
sind im Internet über http://dnb.d-nb.de abrufbar.

Umschlagmotiv: Jörg Mühle, www.laborproben.de
Umschlaggestaltung: init . Büro für Gestaltung, Bielefeld
Printed in Germany
ISBN 978-3-491-40126-6
www.patmos.de